U0894557

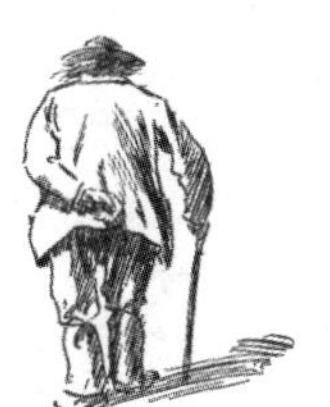

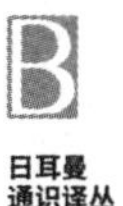

日耳曼
通识译丛

阿尔茨海默病和痴呆症

原理、诊断与治疗

〔德国〕汉斯·弗斯特尔（Hans Förstl）著
马媛媛 译

上海三联书店

目　录

前　言 / i

第一章　基本病理 / 1

第二章　检查（诊断学） / 19

第三章　疾病（诊断） / 43

第四章　预　防 / 85

第五章　治疗（疗法） / 107

结束语 / 131

缩写词汇和医学术语释义 / 134

参考文献 / 143

重要机构联系方式 / 147

译名对照表 / 149

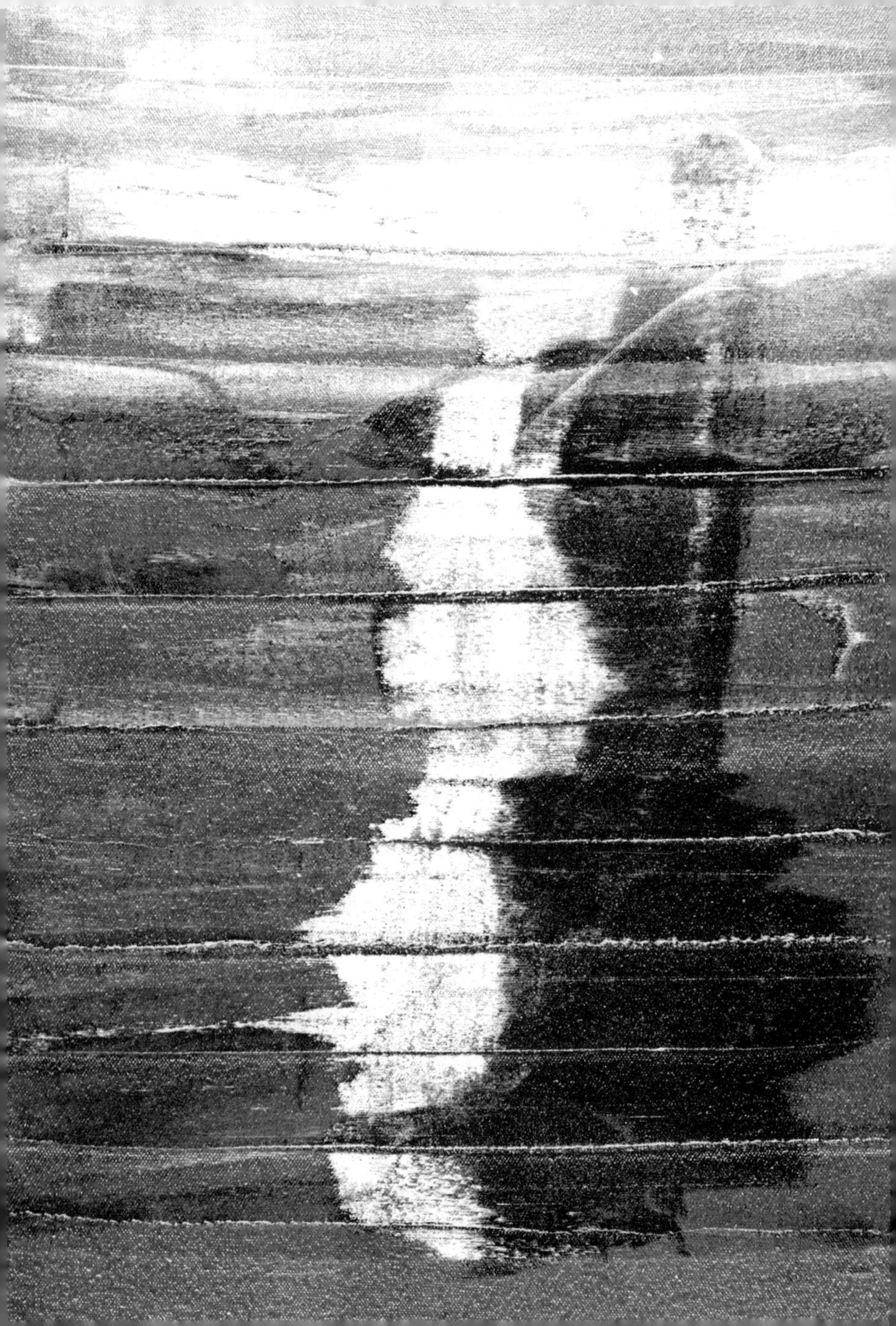

前言

什么是阿尔茨海默病，什么是痴呆症？它们不是一回事吗？即使是为了准确解释阿尔茨海默病和痴呆症的实际含义，而进行了冗长演示之后，人们依旧经常向阿尔茨海默病和痴呆症专家们提出这些问题。本手册试图以通俗易懂的方式解释一些重要临床病例的基础知识。这不是一本针对专家的学术著作，因此，在很大程度上避免了学术性的措辞。同样，对分子和药物的介绍也很少。另一方面，鉴于痴呆症领域的混乱局面，本书的结构相当整齐，甚至在结尾处列出了重要的术语和常用的缩写。一般来说，我们认为人们不会耐心地从第一页读到最后一页，因此，本书采用了重复内容的形式，使各个章节独立成章，即便单独阅读也依旧保有可读性。

复杂的相互关系，往往可以通过某种简化类比模型的展示方法，来降低其理解难度。这也使得人们更容易明白，现实中的问题比其简化示意图要更加多变和富有个性化。大脑特别复杂，而且要求很高（如果大脑非常简单，那么它就可以理解自身，但实际上大脑做不到这点）。重量不到 1.4 千克的大脑，日夜消耗着很大一部分的人体总能量。在人类的老年期，大脑消耗的能量可高达人体总能量的 1/3。如果我们那时的机体不能继续稳定供能，或是大脑本身发生特殊变化，大脑就会运转不良，最终导致痴呆症。

目前，有关痴呆症及其基础的科学知识正在发生根本性的变化。人们对遗传和分子变化有了更深入的了解，从而提出一种看待和分类疾病的新方法。这也符合从根本上对疾病进行因果治疗，而不仅仅是缓解症状的新尝试。此外，西方国家的人们越来越善于保持健康长寿。随着预期寿命的延长，智力衰退的主要危险因素，即年龄，对人们来说也变得越来越重要。即便我们的生活环境和生活水平不同，分配也并不公平，但是每个人都可以自主地对自己健康长寿的机会和风险产生影响。这一责任不能只由国家、医学和制药行业来承担。

汉斯·弗斯特尔

写于2021年夏日的慕尼黑

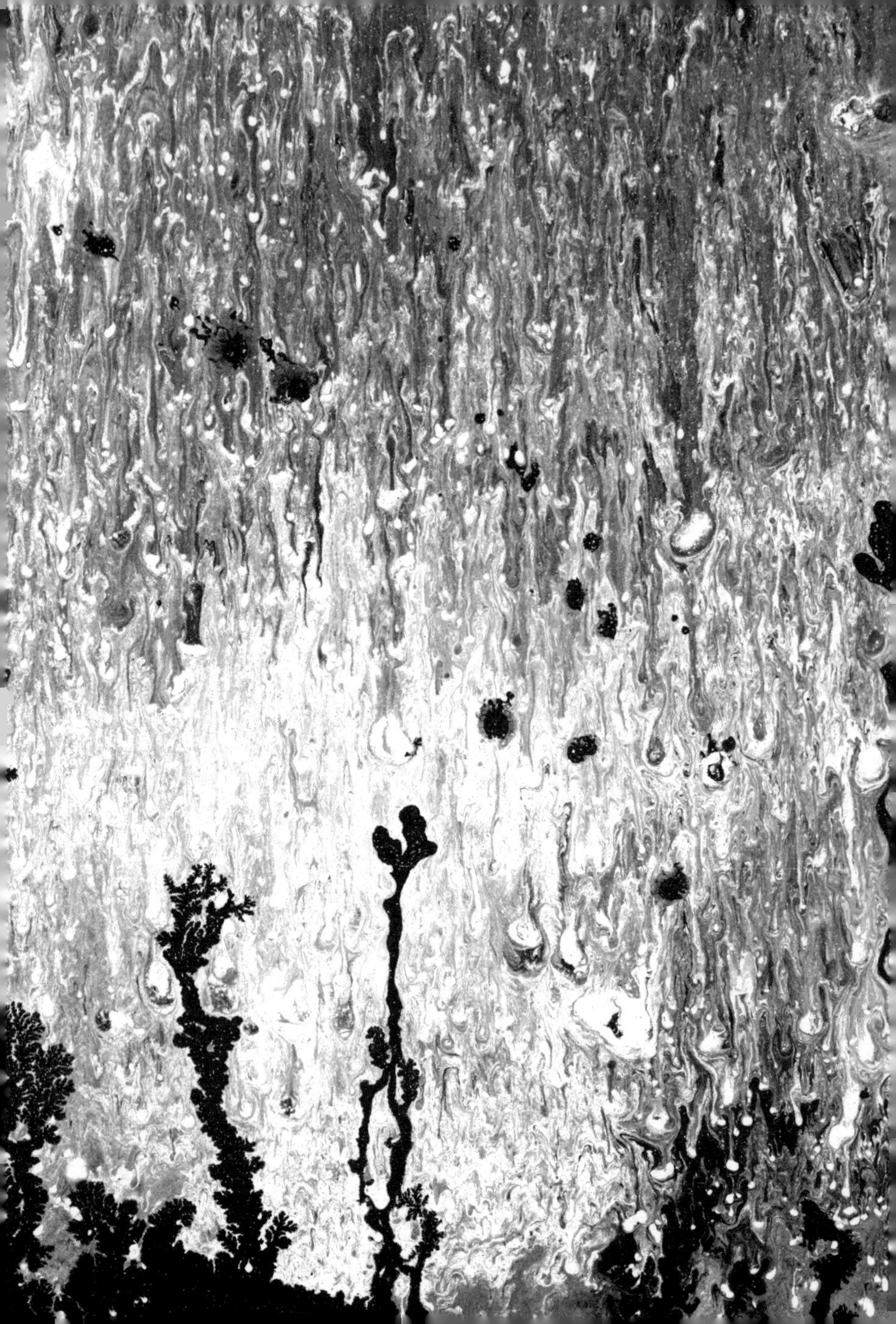

第一章
基本病理

阿尔茨海默病的历史

当阿洛伊斯·阿尔茨海默于1901年在美因河畔的法兰克福遇到一位名叫奥古斯特·狄特的女病人时，他完全没有意识到，她的病症将会给世界带来何种冲击，而他自己的名字也将会变得世人皆知。阿尔茨海默本人并不是发现痴呆症病症的第一人，他也根本没有想到，自己的名字会成为现今最广为人知的痴呆症的代名词。阿尔茨海默是一名细心、谨慎，甚至可以说是过于谦虚的医生和科学家。1906年，他在自己精心挑选出来的专业人士之间分享了这位女士的独特案例。奥古斯特·狄特在年近 50 岁的时候，经历了认知能力急速下降的症状，并在几年后去世。她的大脑有各种明显的形态改变，这些变化之前人们只在当时被称为老年失智症的患者大脑中发现过。多年前，阿尔茨海默就曾经写道，如果这些脑部变化和病人失智的症状之间存在必然联系，两者可以作为同一种疾病的症状看待的话，那么，这将是一种患病人数最多的疾病。也许我们都不该说这是一种疾病，因为只要活得足够久，所有人都会成为此病的患者。

在 20 世纪 80 年代前，这种独特的阿尔茨海默氏痴呆是一种相对罕见的疾病。只有在 65 岁前发病的痴呆症病人被称为阿尔茨海默病患者，其他的则被统称为老年痴呆症患者。自此之后，人们才决定抛开 65 岁这一主观的疾病判断年龄限制，开始对老年期和早老性痴呆症的共同症状进行研究。症状一是认知能力的缓慢下降，最主要的症状是容易忘事。症状二是大脑中独特的蛋白质沉积和神经元缺失。这个现象终于让人们认识到，病人大脑中缓慢发生的变化，即便与病人认知水平的退化不成正比，看似是正常的生理活动，但绝不是一种健康的表现。

在由普塔霍特普撰写的、最为古老的医学纸莎草纸上，当时的人们描述了年老带来的体弱多病，同时，也写下了与阿尔茨海默氏痴呆记忆问题一模一样的症状描述：心已不再记得昨日。这意味着，在3500年前，人们就已经发现了阿尔茨海默氏痴呆的最主要症状。随着时间的流逝，人们在科学进步上终于迈出了最伟大的一步，认识到阿尔茨海默病的源头所在是大脑而不是心脏。从今天的视角来看，得出这一结论似乎非常简单。但实际上，只有通过观察比较脑损伤病人和中风后死于其他疾病患者的症状，以及他们独特的大脑形态变化，才能全面地证实这一结论。直到20世纪来临之际，随着细胞染色、大脑切片和显微镜技术的不断发展，人们才真正有能力对此病症进行详细的研究。对其进行现代研究的先驱之一，就是阿洛伊斯·阿尔茨海默。

本书要关注的重点为：老年、阿尔茨海默病、痴呆症、抑郁症、谵妄以及一些数据。

老　年

老年是什么？老化和成熟是生命的特征，在生命被母体生下之前也是如此。而在一个人哪个阶段算是老年人的问题上，每个人都有不同的答案。我们都明白，在这个问题上，除了人类的平均寿命，还要考虑个体寿命的长短差异。除此之外，还要考虑这个人表现出来的健康程度、疾病带来的长期影响和现在的年龄。但是，对于老年人这一概念无法一言以蔽之，也不能明确地定义出何时是老年的开端。对于这一问题，在理论上和实际生活中人们会遇到各种不同的答案，而这仅仅取决于你询问的是健康咨询人士、养老保险专家还是老年医学（老年病学）专家。老年病学医生认为，自己负责的患者范围是 65 岁或 65 岁以上，并患有多种疾病（多发性疾病）的病人。但与此同时，也有很多尽管自己身患多种疾病，但是依然精神矍铄的例子存在。在接下来的章节中，这种肉体和心智之间的联系将占据相当重要的篇幅。

人们衰老的速度各不相同，对这种特性要一再强调。在现代社会的老年人看来，对于年老的传统定义简直就是一种侮辱。与年龄有关的思维能力的丧失不仅被埃及医学纸莎草纸的作者普塔霍特普当作事实记录了下来，而且在《圣经》和《古兰经》中也有相同的记录。当时，人们认为年老失忆是一种非常正常的现象，因此，在这两本书中对此只是轻描淡写地提了几句。处于社会发展早期的人类和某些国家的人民，从古至今一直生活在对死亡的恐惧中，同时，又对来世可能存在的美好生活满怀期冀。因此，正如德国画家小约尔格·布罗伊 1540

年的木版画《生命阶梯》（*Lebenstreppe*）所展示的那样，在生命阶梯尽头弯腰驼背坐着的、以驴子为象征的幼稚老人（senex puer）并不是一种侮辱，而是一种返老还童的初始阶段，他在这一生中仅仅经历了短暂的壮年阶段。这种清醒的、实事求是的认识，让现今所有的伤感艺术和文学描述都黯然失色。

如果我们不能正确地定义老年，那么，就很难提出一个合理的“正常老化”的概念。科学界和各种媒体一直以来都很苦恼，对此到底应该如何定义。大多数人都认为，“正常”的老年人头脑随机应变的能力虽然下降了（流体智力），但依然保有很多知识，甚至比年轻时知道得更多（晶体智力）。这些都是对不断降低的认知效率（认知效率即单位时间工作量）的委婉描述，我们只能对此表示尊重。当然，单纯根据经验和科学研究的习惯，我们可以把位于均值前后一定范围内的老年人定义为“正常的老年人”——就像是那些所谓的标准偏差。此外，文献中反复提到的“成功老化”，这一概念比较容易理解，它是指那些能够合理利用身边有利条件，并在很长一段时间内保持身体和精神健康的老年人。

阿尔茨海默病

阿洛伊斯·阿尔茨海默发现，有一位年纪相对年轻的女性痴呆症患者症状尤其令人感兴趣。因为她表现出典型的大脑变化，而这些变化通常只发生在老年人身上。例如，神经细胞间的蛋白质斑块（神经斑块，即今天的“阿尔茨海默病斑块”）和神经细胞内的缠结结构（神经纤维）。此外，他还描述了她脑血管方面的巨大改变。然而，在他之后的描述中，这些变化通常会消失。因此，在随后的几十年里，“阿尔茨海默病”一词只被用来描述相对年轻的患者的痴呆症。这些患者在65岁之前就出现了典型的症状，其大脑出现了阿尔茨海默病式的斑块和神经纤维。大约50年前，这一年龄限制被取消。现今“阿尔茨海默病”（阿尔茨海默氏痴呆）一词被用于所有具有此类特征性症状和大脑变化的痴呆症。

过去人们选择“阿尔茨海默氏痴呆”这个有点谨慎的术语是为了表达以下两点：

1. 表现有早期记忆障碍的典型症状，需要进行深入检查才会发现其他症状。

2. 由于缺乏其他脑部疾病的特征（如中风或炎症），这很可能是一种不断发展的、以阿尔茨海默病为主要特征的疾病。尤其是在德国，只有少数病人在死后，才会真正进行大脑方面的检查。因此，绝大多数患者的“阿尔茨海默氏痴呆”的疑似诊断，都是基于这个可能但未经证实的假设；最佳情况下也只是一个严谨的排除性诊断。这种状态只是在最近几年才有所改变。

这个疾病的症状通常发展缓慢，往往在很长一段时间内被所有人忽视，直到最初记忆受损的症状显现出来。这是因为大脑颞叶深处负责记忆的结构会在早期就受到阿尔茨海默病引发的变化的影响。而只有当大脑对相关结构的代偿能力耗尽时，才会出现最初的记忆受损症状。这意味着，只要到达了这个阶段，疾病就已经对记忆结构造成了相当严重的损伤，大脑无法再进行代偿。与此同时，阿尔茨海默病的大脑变化也在向大脑的其他部分蔓延。这些被称为淀粉样蛋白和 Tau 蛋白的蛋白质在大脑中不断沉积下来。现在人们可以通过特殊的检查发现它们。比如，可以使用有放射性标记功能的物质，与大脑中特定的蛋白质短时间结合（如淀粉样蛋白 PET 成像）。还有一种更简单，但让病人很不舒服的方法，那就是对脑脊液进行检查，从下椎管取几滴脑脊液。由于淀粉样蛋白黏附在大脑上，因此它们在脑脊液中的浓度会降低。如果有足够的神经细胞受到破坏（神经变性），其细胞内容物就会被释放出来，其中包括 Tau 蛋白。它是神经纤维的基本组成部分。因此，如果脑脊液中的淀粉样蛋白含量低而 Tau 蛋白含量高，那么在病人出现明显的症状之前，我们就可以诊断出“阿尔茨海默病”。

如果今天有药物可以让这种蛋白质沉积的过程在初期就停止或者消退，那么，这种早期诊断将会对这些患者非常有用。因为对于这方面的研究正在进行之中，所以该病的早期诊断具有显著的科学意义。然而，现在我们仍然处于这样一个时代：在阿尔茨海默氏痴呆发展的几个月或几年前，无症状的人就可以被诊断出患有阿尔茨海默病。可患者没有任何手段来阻止不断恶化的疾病。因此，这种早期诊断的实际作用令人怀疑。在进行相应的检查之前，必须考虑被检查者可能的心理负担。在病人出现症状并要求医生解释原因的时候，就不用考虑这些担忧了。

因此，阿尔茨海默病是一种非常常见但又非常特殊的脑变性疾病，会产生所谓的淀粉样斑块沉积和神经纤维的缠结，其中包括 Tau 蛋白等物质。

痴呆症

痴呆症（Demenz，在拉丁语中，de 意为“远离”，mens 意为“心智”）指认知能力的丧失，患者无法再像往常一样应对日常生活。

痴呆症可以由各种不同疾病引发。最常见的原因是阿尔茨海默病，其次是循环系统疾病和其他明显损害中枢神经系统功能并导致神经细胞损伤的疾病。这类神经退行性疾病一般发展缓慢，会在很多年后导致痴呆症。诊断标准通常规定，对痴呆症的诊断至少需要六个月的观察时间。大面积中风或严重的脑损伤（颅脑外伤）也会导致痴呆症症状在短时间内出现。在这种情况下，无法确定痴呆症会发展到什么程度。在任何情况下对痴呆症的诊断症状中，都必须包括对患病前某种能力受损的诊断，否则就是一个不可靠的诊断。

然而，也有一些儿童痴呆症，患者的发展最初是正常的，但后来出现了能力丧失。例如，由代谢性疾病引起的痴呆症。如果只有患者的记忆受到影响，就不能叫作痴呆症，而是称之为记忆丧失（健忘症）。因此，必须同时有其他方面能力丧失的症状，才可以满足痴呆症的特点。这些方面通常是单词查找障碍，时间和空间定向障碍，识别面孔和物体困难，思考、计划和决策障碍，都是我们称之为高级心理表现能力的丧失。令人惊讶的是，发病后某些基本能力的水平可以维持很长一段时间。在某些疾病中，记忆和语言在患病早期不受影响。但其他能力，如空间定位和人脸识别能力，或者患者个性和行为都会发生改变。随着患者脑部改变的不断进展，他的症状也会变得模糊不清。单独的某个疾病会失去自身的独特特征。

如果某人在能力下降时，仍能在没有外界帮助的情况下应对日常生活，这被称为轻度认知障碍。在这之后，某些早先可以完成高难度任务的能力可能会丧失（如银行交易、在陌生环境中定位、记住前一天的复杂安排）。因此，患者会需要外部帮助。在这一点上，“还没痴呆”或“已经痴呆”的定义因人而异，会存在显著的差别。一名杰出的数学家或音乐会钢琴演奏家的日常生活、痴呆阈值同一名工匠的截然不同。与单方面的学术和艺术练习相比，一项具有精妙计划、丰富的日常社交接触、手工灵巧性等特点的多功能实践活动，可以对人脑进行更有代表性的广泛训练。在极端情况下，必须对每个患者进行个性化的可靠评估，再来思考是否有理由因其某些能力的显著丧失，而诊断为痴呆症。大多数病人只有在对痴呆症一无所知的情况下，对其进行的检查才会奏效。然而，近年来，有越来越多消息灵通、对自己期望值极高的人来到医院，然后在细致的检查中紧张不已，把轻微的缺陷当作即将到来的厄运的前兆。

大多数痴呆症患者的疾病进程和症状都会不断恶化。然而，也有一些种类的痴呆症会自行痊愈或通过有针对性的治疗而痊愈，这就是可逆性痴呆症。其中包括，由大脑炎症或因脑室中神经液体的积聚引发的常压性脑积水所造成的痴呆症。这些患者通常可以有很不错的疗效。还有抑郁症，抑郁症患者的症状有时会和老年痴呆症非常相似（表 1）。

表 1　看起来像痴呆症但必须以完全不同的方式治疗的疾病

	病因（可选）	治疗（可选）
阿尔茨海默病焦虑	疑病症，人格强调	诊断，建议，心理治疗
抑郁症	负担，倾向	激活疗法、心理治疗、药物治疗、睡眠卫生
谵妄（混乱状态）	必须快速找到病因	有针对性地进行治疗
药物依赖	安眠药，综合用药*	进行受控停药
记忆障碍（健忘症）	酗酒、维生素缺乏	戒酒，服用维生素 B_1
语言理解和言语障碍（失语症）	语言功能区受损	康复、职能治疗、言语和语言训练

* 综合用药即同时服用多种药物。

还有一种与具有严重脑部改变的、真正的痴呆症区别很大的“假性痴呆症”，即刻意的痴呆症。确实会有少数患者故意假装自己患有痴呆症。还有一些人被罹患阿尔茨海默病的恐惧所支配，认为自己和他们的患病亲戚或从新闻里听到某些名人的命运一样。他们对自己进行了过于认真的自我观察，与此同时，自己的测试成绩似乎也能证实这种猜测。

抑郁症

当老年人罹患抑郁症时，疾病消磨了太多的精神力量，以至于患者出现了令人信服的痴呆症状（抑郁型痴呆综合征）。这种情况并不少见。为了正确地识别这些看起来与痴呆症很相似，但必须以完全不同的方式对待的疾病模式，可靠的诊断便必不可少。不过最后有可能发现病人同时罹患痴呆症和抑郁症。

除了那些经常被详细描述的症状外，焦虑、驾驶障碍、睡眠和食欲障碍，都可以在原发性抑郁症患者身上发现，尤其是在早期抑郁阶段和晨起阶段表现很差（晨起情绪低落）。有时，患者对其受限认知能力的抱怨与其应对日常生活、完整定向能力和保持个人卫生的实际情况之间存在差异。在神经心理学测试中，患者经常说他们不能完成某些测试，尽管通常他们并没有表现出明显的认知障碍和单词查找障碍。

通常情况下，我们可以找到抑郁症疾病的已知原因和触发因素。例如，失落和孤独、居住地的改变、经济上的隐忧、药物或酒精依赖，有时则是由于身体上的虚弱。然而，在大多数情况下，没有确实的证据表明严重的身体疾病或大脑疾病会引发痴呆症。长时间持续和反复发作的抑郁症会增加罹患身体疾病和痴呆症的风险（见第四章）。

因此，在我们并不能绝对确定患者是否同时也涉及神经退行性疾病、激素相关或与这些完全不同致病因素的情况下，最终只能单纯对抑郁症进行治疗。理想情况下，可以通过实际的社会支持对抑郁症患者产生积极影响，有时也可以通过传统的心理治疗，或者务实且相对可靠地使用正确的药物进行治疗。

谵　妄

谵妄是一种混乱状态（Delir，该词来自拉丁语delirare，意为“偏离轨道”），这种症状会在几小时或几天内迅速产生。而（阿尔茨海默氏）痴呆症症状则是在几年内缓慢发展的。这种对两者的简单区分会让确诊变得更加复杂，因为痴呆症经常会附加谵妄的症状；而且在老年患者身上只有在混乱状态消退后，经仔细检查才能诊断出其患有痴呆症。因此，一旦出现谵妄症状，我们必须要紧急又积极地寻找导致谵妄的确切物理或化学原因。

谵妄的特点除了发病速度快以外，在临床表现中通常会出现个人行为表现的波动，这些波动通过对患者一天内或是在长段谈话中的表现进行观察就可以发现。患者不能保持警觉性和注意力，这意味着他们的感官印象仍然是混乱的，不能可靠地储存进记忆中。因此，患者不知道时钟敲响是什么意思、自己在哪里、自己是如何来到这里的，也不了解自己所处的情况（对时间、空间和情境的迷失）。患者会存在某些方面的迷惑，如误解、误判和产生错误的感官印象等。与此同时，还会发生典型的视觉幻觉（床单上有白老鼠等）。

当患者情绪激动、焦躁并在行动或言语上表现出困惑时，就会出现很明显的混乱状态。然而，大多数混乱状态并没有明显征兆，我们只有通过对患者进行密切观察和长时间的接触才能识别。相应地，患者在感情方面也可能会发生混淆或改变。患者昼夜节律紊乱，其神志不清、烦躁不安的程度常在傍晚和夜间加重。

随着年龄的增长（由年龄引发的健康问题），会让老年人当时已经存在的认知能力问题和压力承受问题愈加严重。此外,听力和视觉障碍、吸烟(或戒烟)、酗酒(或戒酒)、安眠药成瘾（或戒断）、各种睡眠障碍、感染、疼痛、麻醉、不熟悉的环境（酒店、医院、养老院）和使用的各种药物都会增加他们罹患谵妄的风险。这里的关键词是抗胆碱能效应。很多种药物都有阻止乙酰胆碱受体发挥作用的效果，乙酰胆碱是大脑中保持自身警觉性和清醒程度的一种信使物质。对于这种信使物质我们将在其他章节进行讨论。

数　据

“流行病”（Epidemisch，该词来自古希腊语，epi 意为“在上面的”，demos 意为“人们”）是指能在一定程度上影响人口数量的疾病。流行病学不仅研究疾病的发生频率（患病率）和一定时间内新发病例的数量（发病率），而且还关注与疾病发生有关的风险因素。在大流行病时期，流行病学在各个方面都取得了应有的伟大声誉。每个人都必须进行独立统计，只有系统地记录了整个群体的相关性，才能由此得出新的见解。这对于群体中多数人的预防和治疗也具有重要意义。通过这种方式，模糊的主观印象可以用更可靠的数字来证实，同时，也可以消除与疾病相关的恐惧。

以痴呆症来说，现在已经证实了罹患老年疾病的人数呈指数式增长。也就是说，《圣经》《古兰经》和小约尔格·布罗伊的观点在统计数字方面得到了证实。比如，人们已经意识到在综合医院接受治疗的病人中，有40%的病人至少患有轻微的认知能力障碍，其中许多人还患有痴呆症，这一点令人惊讶。对于德意志联邦共和国，目前有128万还是162万公民患有痴呆症这个问题来说，答案并不重要。在一个部分使用德语的国家里，有144,337人患有痴呆症，而且每年还有30,910人被诊断出患有痴呆症，这种说法似乎完全让人难以置信。这种疾病统计对于一个国家的国民健康规划来说非常重要，但其结果却会给人带来一种错误的暗示，即只有小部分人会罹患痴呆症，大多数人都将与此无关。更激进的说法是，68.8%的痴呆症患者患有阿尔茨海默氏痴呆，12.3%患者的痴呆症是由脑血管疾病引发的，等等。更为重要的是，我们意识到每个人迟早都会罹患痴呆症，在发达国家中，只有 1/3 的人在死亡时没有经历过认知能力的丧失，另有 1/3 的人将发展为轻度认知障碍，还有 1/3 的人将发展为全面的痴呆症。大约 2/3 的痴呆症患者是女性（一个重要的原因是女性预期寿命较长）。有半数老年人抱怨自己偶尔会遇到记忆问题，1/4 的老年人对此表示担心。

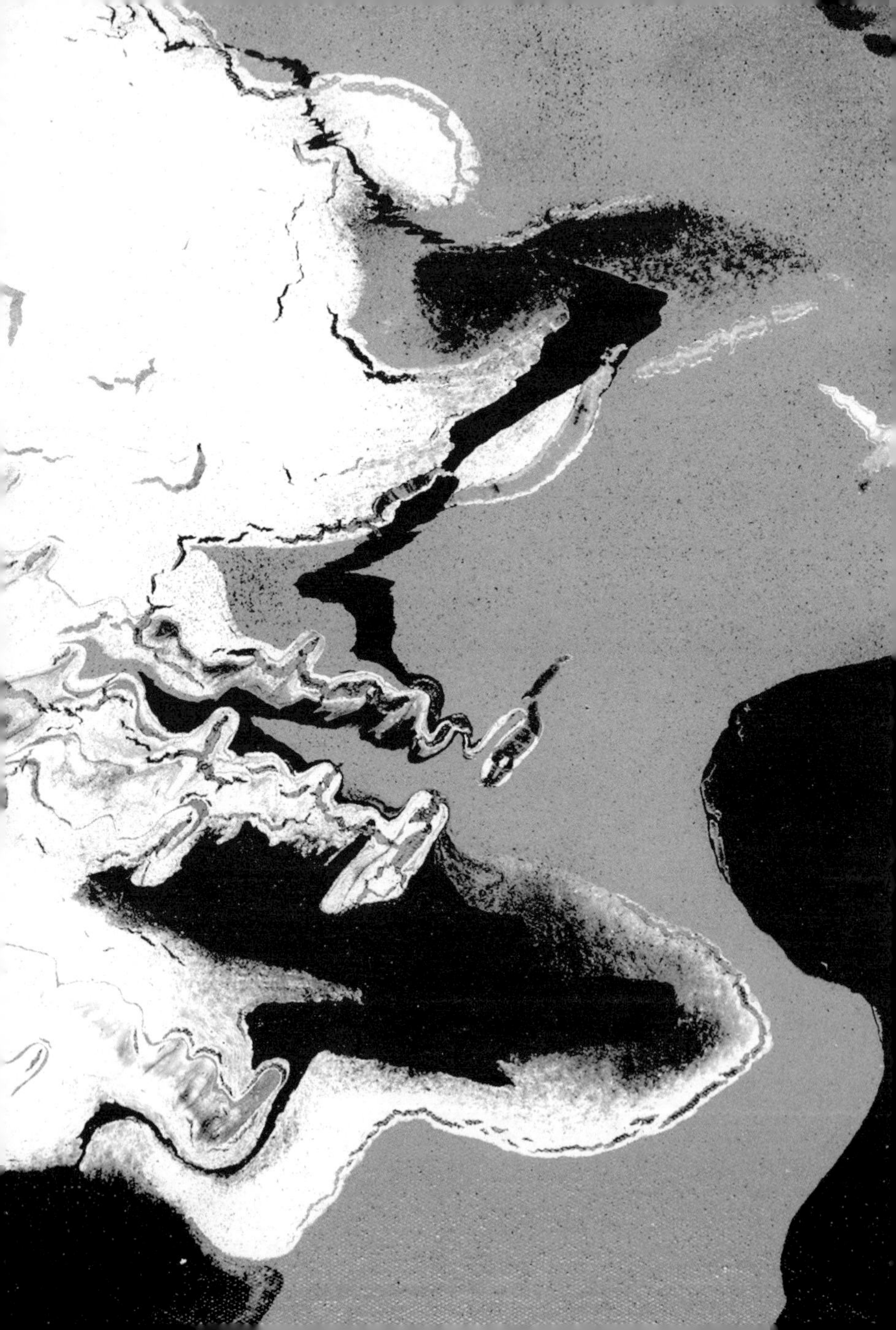

第二章
检查（诊断学）

病　史

与几乎所有其他疾病一样，患者的病史和症状是诊断的主要线索。然而，对于疑似痴呆症患者来说，其遭受的记忆力减退、对问题的洞察力受损、明显的不配合、恐惧、抑郁以及对此类症状的尴尬，都会对医患之间信息交流的可靠性造成损害。因此，在病人允许的情况下，采取依靠外部回忆、询问值得信赖的亲戚或熟人的方式，可能会变得尤其重要。在双方信息分歧很大的情况下，还必须考虑信息可能会被某些利益相关者所扭曲（如财产继承问题）。因此，我们对于那些看似可靠的第三方信息也必须经常保持一定程度的怀疑。

发病初期。在罹患血管性和炎性脑病或颅脑损伤后，可能会出现痴呆症急性发作，严重的追尾碰撞事故、打斗、体育比赛中因重击而导致脑出血的摔倒都会导致突发性的痴呆症。

各种主要由神经退行性疾病引发的大脑变化，大多数会在数周、数月或通常数年内悄然发生。患者及其大脑在不知不觉中，发展出应对自身受限的心智能力的策略，如频繁的练习，更好地控制自己，避免劳累，等等。只有当这些策略不能充分发挥作用，或是在患者特别紧张的情况下，其症状才会变得明显。虽然通常来说，患者病情的进展会很缓慢，但每个患者的病情都会截然不同。

“自从我丈夫在医院接受治疗以来，他在麻醉后就遇到了这些困难，在此之前他是完全健康的。”或者“自从中风后”“自从他染上流感后”“自从接种疫苗后”“当年在意大利度假时”，突然之间变成这样：“他找不到回营地帐篷的路，在路上乱走了好几个小时。第二天他又迷路了，被卡宾枪骑兵队的人碰到并护送了回来。”自从患者有了这种紧张经历，并在家人和朋友面前受到责备和曝光后，其通常的自信心和安全感就会丧失殆尽。

受影响的患者往往开始强迫性地控制和测试自己。而这需要花费额外的注意力和精力，因此，这些精力就不能再分给其他日常活动了。

不适。对健忘的抱怨以及随之而来的各种问题，是阿尔茨海默病的常见早期症状。例如因购物时东西没买全而与妻子怄气，写了又忘了的购物清单，不能长时间记住事情，不能写日记；不能再找到其他物品，不再记得约会、生日（如果他以前记得的话），不再想庆祝自己的生日（如果他以前喜欢这样做的话）；在谈话中容易失去线索，不再积极参与谈话；没有安全感，情绪低落，难以找到话题。还有在国外道路上迷路，汽车上发现小刮痕，收到停车罚单；不能在头脑中记住两件事或同时做两件事（多任务处理），容易分心，感到不安，不能描述自己的意图和走过的路径，不能找到形容物体的正确词汇及名称；忽视自己的爱好，不能完成任务；在近期对手机、智能手表、汽车中的导航系统、电脑、刚得到的消费电子产品或工具有使用困难。（这里应该指出，社会上这方面的标准正在发生变化。针对老年人的网络竞争，正在为他们设置新的障碍。从没有易于操作的开关和按钮的数字收音机开始，到网络运营商和银行的全面性技术统治为止。）通常我们需要主动向患者进行询问，才能发现法律和财务方面的问题：订购无用的物品，参加赌博游戏，在账户管理和转账方面有困难，以及陷入电话假冒亲属诈骗、假警察或特定的邮购优惠陷阱。

不适还包括有个人特色的小事变化。例如他一生只在午饭后喝一杯咖啡，最近几周喝了两杯，现在甚至会喝 3 杯；他已经退休 12 年了，从那开始他每天只睡 8 个小时，最近 3 个月他要睡 10 个小时，外加一个午后小睡。在城市交通中，他会打瞌睡，甚至是在开车的时候。

患者不愿意透露自己遇到的问题，也不愿意让别人提起这些事；患者会情绪低落或脾气暴躁，自闭，不愿意和其他人再有任何联系；他会混淆自己要吃的药片，失去对药量的控制，吃得过多或过少。

较少见的早期症状。有时患者会在患病早期就丧失了自己的嗅觉和味觉，随之也丧失了自己的食欲。过去患者在进行园艺工作时，知道合理饮水。但现在，患者会在上午晚些时候出现由于自身脱水而导致的疲惫感，经过午后阳光的照射，会出现明显的精神混乱状态。其症状包括步幅变小，手臂和腿的动作变得笨拙和僵硬（帕金森病？），出现阔腿步态，不稳定的小碎步，整体动作变慢（皮层下动脉硬化性脑病？）。患者（在未来）会开始睡不安稳，在睡梦中手舞足蹈，并且已经伤害到他妻子一次（梦境导致的快速眼动睡眠障碍，此症状可能会在帕金森病确诊前出现）。患者不能正确抬起双腿，会因路面起伏而磕磕绊绊，并有可能会跌倒，无法控制身体平衡（进行性核上性麻痹？）。

白天时，患者“一如既往地正常”，可以成功地从事平常的工作。在谈话中他头脑清晰，思维缜密，这都毋庸置疑。然而，几个小时后，当黄昏时分到来时，他又在楼梯间看到奇怪的小人，他用手杖猛打，使劲驱赶他们（邦纳症候群）。他的行为表明自己真的看到了他们，最后他打破了一扇窗玻璃。这种情况已经发生了好几次。当被问及此事时，患者都会以坚定而令人信服的方式解释说，这是因为几周前，他的邻居可能上演了一出全息激光投影戏法。然而，与此同时，确实有其他人来访，并经常进入他的公寓，安静地坐在他的餐桌旁（独餐综合征）。他甚至和其中一些人交上了朋友，一起喝茶。但奇怪的是，无人聊天（路易体痴呆症？）。有赌博行为（用多巴胺受体激动剂治疗帕金森病后？）。还有一些患者则对甜食或酒等食品产生了新的欲望。尽管这些人东西吃得不少，但有时还是会出现早期体重减轻的现象。

非常罕见的症状。患者的手不再听从自身的指挥，会出现一些不自觉的动作（皮质基底节变性?），还有突然失眠的症状，这是一种非常独特的神经退行性痴呆症，一夜之间就可发作。而且这些罕见病患者通常能立即意识到发生了什么（致死性家族性失眠病?）。

就　诊

就诊谈话。患者来看医生的主要原因是记忆问题、个人对此的焦虑或亲属的担忧。我们人的个体智力是我们最引以为豪的成就，我们的头脑掌握着我们所有的秘密。因此，患者对学识丰富的医生袒露自己问题的羞愧感很容易让人理解。老年人遇到的其他健康问题，可能会造成痛苦，甚至致残，如听力和视力方面的问题、心血管或代谢疾病、行动不便等，但心智认知能力是我们的个人隐私。

因此，我们在点出患者这方面的问题时，要小心谨慎并使用一些技巧。许多人不想接受检查，这是他们的权利，不介入和保持无知的权利。（几乎）任何人，无论他处于疾病的哪个阶段，都不应违背自己的意愿，强行让自己接受检查。除非有充分的理由让我们相信，患者认为没有意义的检查很可能给他带来巨大的好处，以至于他在自己清醒的时刻，确实会理智地欢迎它。在面临这些情况时，只要患者没有迫在眉睫的危险，我们就必须事先仔细检查。

我们对于检查的恐惧恰好可以和“阿尔茨海默病恐惧”形成对比。许多人害怕自己会患上痴呆症。这个群体包括那些自己父母罹患痴呆症的人。因为他们知道，自己在统计学上有较高的患病风险。这个群体也包括那些对自己任何一次失误都过分关注，并对自己要求过于严格的人。事实上，我们的认知能力在一生中会有一个上限，而且能力水平会不断波动。但在人到晚年对此产生巨大忧虑、开始认真检视自己的认知能力之前，我们对此早已习以为常，于是通常会遗忘这一事实。这时，检查可以帮助消除（或激起）这些人为夸大的恐惧，至少短期内是这样的。

大多数患者会自行就医，或是在亲人的温和催促下寻求医生的帮助。这些患者确实希望自己能够接受医学检查。

应该重点讨论以下几点：在什么情况下出现了哪些症状？是从什么时候开始的？症状严重程度是否有日常波动？是否存在头晕、跌倒、打鼾、开车睡着、感知障碍、视力或听力障碍等症状？是否之前患有精神疾病，例如抑郁症、精神分裂症或类似疾病、成瘾现象？之前的谵妄症状是否代表着患者的恢复能力和整体健康水平的下降？家族中是否有人患有类似的疾病？是否患有长期或者短期需要治疗的严重身体疾病？是否正在根据专家的建议服用药物？是否应该开始服用某些药物？患者过去的初步检查和住院病例记录（之前的就医病历、残疾证明、护理等级等）在哪里？

在和患者的谈话中，可能会透露出某些重要细节。比如，对话中的患者是否保持专注和友好的态度。他是否和谈话者保持目光接触，或者是否会因不安全感摸摸这里摸摸那里。有无视力模糊问题（忘记戴眼镜？）、听力问题（忘记戴助听器？）。是否会频繁要求重复问题？是否会因某些干扰出现不情愿和拒绝回答问题的现象？患者的回答或提问是否恰当，是否和实际一致？患者是否能抓住问题要点？患者的面部表情和手势是活跃还是迟缓又僵硬？被询问人回答问题时是否经常向陪同人员寻求帮助？是否有过度焦虑或过度依赖的现象？

在某些情况下，我们必须快速又非常小心地进行诊断。患者精神压力极大（例如疑似抑郁症）；患病年龄较小（可能罹患罕见病）；病程发展很快，这可能意味着是需要紧急治疗的急性疾病（例如跌倒后脑出血）；存在危及患者本身及其亲属安全的行为问题（例如攻击性行为）；患有治疗不善的基础性疾病（例如糖尿病、高血压）；患有并发症严重的成瘾性疾病（例如药瘾、酒精中毒）；怀疑患者在经济上和法律上遭受欺骗（例如欺诈、护理问题、遗嘱问题）。

身体检查。老年人接受体检的次数比接受精神测试的次数要频繁得多。这点很容易做到。在“精神”问题方面，对应的身体检查也是必不可少的，但这两种检查不一定非要由同一个医生来进行。除此以外，对于心血管类疾病（高血压、心脏病发作）、新陈代谢类疾病（糖尿病、高血脂）和内分泌疾病（甲状腺功能亢进或减退）的症状诊断和疾病预后也很重要。由外部观察可发现的症状包括脱水、外部感染征兆、代谢性疾病或慢性依赖性疾病的外在表现（发烧、出汗、明显的皮肤变色）。显著的数值变化（身高和体重）在我们对患者的进一步诊断过程中也会提供一些启示，可作为诊断依据。

通过这些症状，我们一般就可以推断出究竟是大脑哪个部分发生了改变。例如不自主运动障碍表明在更深层的大脑结构，即基底神经节部分发生了问题（表 2）。

表 2　累及大脑皮层并影响到深层大脑区域（皮质下）的主要痴呆症形式

	皮质性痴呆	皮质下痴呆
发病位置	大脑皮层、海马体	基底神经节、丘脑
症状	工作记忆障碍（健忘症） 言语障碍（失语症） 行为障碍（失用症） 识别障碍（失认症）	基础障碍类疾病 行为迟缓 喜怒无常 健忘
运动能力	没有明显的症状	锥体外系运动障碍
例子	阿尔茨海默病， 边缘系统为主的年龄相关性TDP-43脑病（LATE）， 额颞叶萎缩， 多发性梗死性痴呆， 等等	帕金森病， 进行性核上性麻痹， 亨廷顿舞蹈症， 皮层下动脉硬化性脑病，等等
混合性	路易体痴呆症；神经退行性和血管性混合性痴呆；多发性硬化症；艾滋病脑病；拳击性痴呆；缺氧性脑损伤；还有混合性痴呆	

记忆。对于所有生物来说，适应环境这一点都至关重要。需要整个生物体共同为此而努力，仅仅靠像神经系统这样的专门细胞群是不行的。然而，我们对健康时的大脑表现尤为自豪，并从各种疾病中了解到大脑的哪些部位对哪些表现特别重要。虽然专有功能并不一定对应着大脑的某个专有部分。但是在中枢神经系统中，某些关键节点一旦受到破坏，其功能就无法被其他结构替代。至少在成人大脑中是这样。

当一个人处于清醒和专注状态时，他能感知到周围环境中少部分的重要信息和非常多的非重要信息。他能感觉到自己的健康状况，在自己的意识流中形成了感受和想法。这些感受和想法往往是有主题的，是可以谈论的、有趣的话题，因此，人与人之间可以就这些话题进行流畅的交谈。这些内容一次又一次地在我们的脑海中循环。我们反复思考，起初仅仅是在私下里思考这些有意义的问题。我们越是深入思考，通常（但绝非总是）就越能牢固地记住我们思考过的内容，并在适当的时候再次提取出来，再次用来单独思考或与他人交谈。这种对可用语言描述内容的识别、记忆和回忆，代表着记忆中那些不断积累的、新的、理智的部分。当我们想到这个话题时，我们首先想到的是（通常也是当痴呆症发展时，最先失去的部分）陈述性记忆。陈述性在这里指的是可以解释的内容，是那些可以用语言表达的记忆。

从时间轴上来看，所有在几毫秒或几秒间发生的事情都会进入意识。只要当时观察者或倾听者是有意识的，那么，这些东西就可以按照主观认为的不重要事物或者重要事物进行分类，不重要的事物转瞬即逝，重要的事物我们会集中精神关注一会儿。感知到的事物也由此进入了短期记忆。所以说，“被注意到”是事物能够转移到长期记忆的重要先决条件。短期记忆对应于大脑瞬时发生、转瞬即逝的电化学振荡。我们对它的主观体验就被称为意识，并且这种体验可以非常表面地用脑电图进行推导。长期记忆是一种和短时记忆完全不同的东西，由我们大脑的结构与神经细胞的所有连接（突触）构成。因此，为了将某些东西从短暂的短期记忆转移到长期记忆中，我们必须对解剖结构进行复杂的重构。几分钟、几小时、几年后，你依然能够回忆起你所学的内容，但在这期间你完全没有进行过相关的工作。在这里是所谓的带有海马体的边缘系统，为我们提供了必要的大脑重塑存储所需能量和完整的记忆系统。边缘系统形成了从脑干到大脑的过渡结构。

测试：延迟回忆。对大脑来说，有一项任务相当困难，那就是在几分钟后准确地回忆出哪些图片或文字是几分钟前提到的。在作出判断前，被试者必须完成其他任务，而在这些任务中，并没有给被试者留有自我复述以对这些文字和图片加深记忆的时间。

在我们学习的时候，我们会花时间思考和重复最重要的内容，把内容背诵下来，直到这些内容真的被牢记在我们的脑海中。在此期间，与此无关的外界事物不能打扰我们。这种经过努力学习而得到的重要信息最终会进入被我们称为语义记忆的系统内，而这是陈述性记忆的一部分。即使是患有痴呆症的患者也可以在他们的语义记忆中记住新信息，只要他们付出比普通人更大的努力即可。

表 3　记忆及其分类

分类	例子
陈述性：显性状态（有意识）	情景记忆：一个人的经历，自传体记忆 语义记忆：你学到了什么，事实知识
非陈述性：隐性状态（无意识）	程序性记忆：自动化的行动方案 调节性记忆：反思和情绪

陈述性记忆：你可以谈论什么（有意识）；程序性记忆：在特定条件下你可以做什么以及你的自身感受（无意识）。

陈述性记忆还包括另一部分，也就是情景记忆。这些记忆的记忆过程不用额外花费时间，因为生活永远一往无前，我们总会不断遇到新情况。这种记忆就像是一本不断自动记录的网络日志，让我们可以说出一个小时前或上次假期我们在哪里。这种记忆我们无法也不必进行广泛研究。它只是我们经历过的事。但是，为了顺利存储这种记忆，我们的边缘系统必须处于良好状态。

在阿尔茨海默病早期，患者边缘系统的核心部分不再能够轻松随意地执行上述功能。因此，患者早期的主诉症状之一与健忘有关。这一现象可以通过患者或其亲属的陈述得到证实。例如可以进行一个简短的测试，其中必须包含对延迟回忆进行的检测。

我们的整个中枢神经系统都参与了记忆的形成。这种分量不是很重，但耗能极高的结构主要是为了确保生物体最佳的生存概率。要做到这一点，它就必须做到从经验中进行学习，从每时每刻的体验和无数细节中学习。对于逆风走在湿滑的小路上而不摔倒的复杂任务来说，只有很少一部分体验能够被我们的意识明确地感知到。然而，我们的心态在很大程度上受到以往经验的影响：我们上次是否成功完成了这项任务？一般来说，第二次尝试可能会更顺利一些；或者我们已经意识到，在这种情况下不要给自己太大的压力，因为这么做不值得。我们在这里描述的任务，其重点不在于文字，而在于动作的灵巧性和对自身力量的利用。大脑对于来自皮肤、肌肉、心脏、内耳（平衡）和眼睛的信息，处理速度和收集信息数量远远超过任何思想或语言方面的信息。因此，在持续不断的学习过程中占比最大的部分不是语言和学校学习任务方面，而是“非陈述性的”，在语言表达之外的部分。描述这种记忆的其他概念包含一定的流程，非陈述性记忆可以说是一种程序性的，或是隐性的、自动的过程（但绝不是无意识的或无法观察到的过程）。

这些隐性记忆过程包含的范围是从肠道开始的。这种机体活动不仅必须满足人体的自身节律，还要满足人体处于不同地点的要求，而且必须适应整个有机体可能遇到的各种可能性。这个过程还包括钟表匠或滑冰者复杂的精细运动技能。钟表匠和滑冰者可以做到控制齿轮转动、在冰上旋转，但熟练掌握这些技能需要多年的练习，其形成程序性记忆的步骤可以写满一本厚书。

我们与相关动物物种的相似之处或不同之处，让我们能够推断出哪些行为和年龄相关，以及这些行为由哪些神经细胞控制。我们观察到，最古老的大脑基础结构，例如控制植物神经、内脏神经系统的部分，其表现相对稳定。这点也适用于从脊髓到脑干的感觉运动控制回路神经系统。然而人们渐渐认识到，内脏神经系统在帕金森病的早期便会受到影响。并且脑干中的某些神经核团在帕金森病和阿尔茨海默病的初期阶段就会显示出某些改变。但是，大多数痴呆症患者最常见的问题是健忘和找词困难，这些症状是由于海马体和大脑新皮层前部受损造成的。

对人类来说，海马体后部会参与空间定位的任务之中，在其他和人类有亲缘关系的物种中也是如此。其朝向额头部分的前部不参与空间定位，而是负责语言定位。事实上，文字是精神空间的向导。因此，语言定位和空间定位在解剖学上共享同一结构。有一项研究表明，能够通过就业考试的伦敦出租车司机，他们的海马体后部比未通过考试的司机海马体的体积更大。而且随着工作经验的增加，海马体后部的体积会逐渐增大，与此同时，海马体前部的体积会缩小。

记忆测试。对于被试者来说，即便是简短的、看似无害的问题也会感到受到了冒犯。因此，在紧张的情景下，被试者可能只能取得相当糟糕的成绩。其表现有可能远差于自己在日常生活中的表现，这种情况对他们来说，可能会带来更强烈的羞耻感和极大的压力。因此，各方都需要在测试进行中和对结果进行解释时保持一定的谨慎和克制。

一个典型的任务是记住一系列简短的单词或图片，例如：

> “请你跟着我重复这三个词：苹果、钢笔、狗。”
>
> ……
>
> “谢谢。请记住这些话。(现在让我们做点别的事情来分散你的注意力，维持几分钟，然后……)”
>
> ……
>
> “你还记得我刚才对你说的那三个词吗？”

这种延迟回忆测试的目的，是检查被试者是否能够在几分钟后，从他的长期记忆中回忆起他最初能立即重复的三个词。如果他成功做到了这点，就证明他成功保存了这些记忆。

中间存在其他任务，分散了被试者的注意力，导致他无法使用重复的方式来加深记忆。如果被试者能在这种情况下成功记住这三个词，那真是令人欣慰。如果忘记了一个词，这还不至于让人担忧。如果忘记了两个，或三个词都忘了，则必须考虑是否应该进行进一步的测试。比如说，患者也可能成功记住了词汇，但无法再次找到它们或在记忆中进行检索。这种现象在“普通心理学”中也有所涉及，与找词障碍有一定的相似性，具体表现就是话到嘴边却想不起来那个想说的词。

附加测试问题可能和定向或更多其他内容有关。这样被试者可以在测试中获得一个定量的分数。从统计学上讲，测试结果与疾病的严重程度之间确实存在相关性。但是，如果主要将测试结果作为“痴不痴呆以及痴呆严重程度”的判断标准，这就大错特错了。大多数测试过于依赖被试者的教育程度、语言运用能力和语言流利程度、个人紧张程度、日常状态、注意力和考官的个人特点。有的考官可能会让被试者表情呆滞，并以令人沮丧的消极方式做出错误的反馈；另一个考官可能会在被试者感到无助的时候鼓励他们。

这种简短测试不等于决策标准，两者不能混淆。只有决策标准才可以充分证明诊断的合理性。痴呆症的诊断并不取决于某个被试者画钟面的能力，而是取决于他们在日常生活中的应对方式。我们可以通过简短测试的结果来收集患者的某些信息，但没有其他作用。这意味着，我们不建议被试者为了在测试中取得更好的成绩，而在家不断地进行练习。出于这些明确的理由，本书在这部分没有提供相应测试的示例。如果读者真的想要找到这些示例，根据某些线索还是可以找到的。如果你能做到这点，就说明你实际上根本不需要进行这些测试。

评　估

痴呆症的病情阶段和病程。每一种疾病在不同患者身上表现出来的病程都各不相同，这是很自然的现象。因此，这就和神经心理学测试一样，很难对此创建一个各个患者都可以使用的、普适性的评估标准量表。在为退休老人制定有参考意义的能力测试量表时，尤为困难；因为老人日常使用的技能，往往与其他年龄段的人在日常生活中使用的常用技能相去甚远。

然而，从以下对痴呆症病程的进展阶段严重程度进行的评估中可以看出，有哪些表现会在痴呆症的整个病程中发生变化（表4）。痴呆症的病情进展阶段会无缝地相互混合在一起。一周前符合中度痴呆症特征的患者，在下周的检查中可能会表现得很好，看起来只是轻度痴呆症而已。

对很多（但不是所有）患者而言，日常应对能力的下降与测试的表现之间存在对应关系。

为了评估痴呆症“本身”的严重程度，在测试中实际应该排除其他一切会给患者带来类似问题的因素，如与年龄相关的典型的身体不适、身体缺陷/残疾、是否安装了支持心脏和循环系统的装置（包括听力和视觉辅助设备）。以上应包括起床、走路、爬楼梯、上厕所、洗澡、个人卫生、穿脱衣服、吃饭方面的任何困难，即所有不是由精神障碍引起的缺陷。

表 4　根据临床痴呆评定量表（CDR）对痴呆症症状进行的阶段区分

	正常状况	疑似痴呆	轻度痴呆	中度痴呆	重度痴呆
记忆	没有记忆问题或有轻微的、前后不一致的健忘问题	轻微持续性健忘 部分保存的事件记忆 “良性健忘”	中度记忆丧失，尤其是近期发生的事件 记忆丧失影响日常生活 对时间的感知出现一定的困难	严重的记忆丧失 只能记住“过度学习”的东西 新内容很快就会被遗忘	严重的记忆丧失 只有碎片化记忆
定位能力	定位完全没有问题		对时间的感知出现一定的困难 在检查中可以定位地点和人，可能会出现地理定位障碍	经常混淆时间和地点	只能定位人的位置

续表

	正常状况	疑似痴呆	轻度痴呆	中度痴呆	重度痴呆
判断能力和解决问题能力	能很好地处理日常问题 对现在问题的解决方法和过去保持一致	在解决问题，特别是面对抽象任务（相似点、不同点）时，只有某些零散的困难	在解决复杂问题时会遇到中等程度的困难 通常情况下有社会判断能力	在解决相似性或差异性问题时，会遇到严重的困难 社会判断力通常会受损	无法做出决定，无法解决问题
社会交往和活动	在工作、购物、商业和财务等事务、自行发起的活动和社交活动中能保持独立自主的能力	在前述活动中只有可疑或轻微的困难	无法独立开展前述活动，但可以随时参与 在初步检查中，患者可能看似一切正常	不再能够独自在住所外进行前述活动 偶尔可以参加住所外的活动	病情严重，不能在任何场合外出
家庭和爱好	能过居家生活 很好地保有自己的爱好和知识方面的兴趣	能过居家生活 对爱好和知识方面的兴趣略有下降	轻微但明显的居家自理能力下降 生活中遇到中等程度的困难 放弃难度较高的爱好和兴趣	只能完成简单的任务 需要付出很多努力来维持极其有限的兴趣爱好	在自己卧室以外的房间里没有显著的活动能力
个人卫生	可完全独立自主照顾自己		需要他人的提示	需要他人帮助穿衣、保持个人卫生、整理物品	在个人卫生方面需要很多帮助 经常大小便失禁

可以看出疾病发展的过程中哪些方面的表现会受到影响。在某些患者身上，不同方面之间的变化并不是对应的。

对于诊断结果的沟通。在传达对病情的诊断时，大多数时候简单地提供信息是不够的。更重要的是医生要用病人及其家属能听懂且可接受的方式提供信息。许多人害怕被诊断为痴呆症，这一点完全可以理解。即使是思想开放的病人，即便他们其实已经完全想清楚了其中的利害关系，偶尔也会对自己所提问题的严肃回答感到震惊，需要一定的反应时间。我们必须利用这次诊断沟通的时机，再次向患者解释，这种由大脑变化造成的后果符合自然规律，而且非常常见。

在实践中，对患者心理来说，重要的是把注意力放在现在可以做的事情上。对大多数病人来说，寻求诊断并不仅仅是为了开出抗痴呆药物，即用来抗击痴呆症症状的药物。通常我们需要再次审视患者现有的医疗风险和可能受到影响的共同因素（四种因素：痴呆症、抑郁症、谵妄、药物因素，包括多种药物和酒精）。此外，我们还应该与其他机构建立联系，一旦有需要，这些家庭可以得到社会教育方面、法律方面的帮助和必要的护理支持。通常情况下，一次谈话远远不足以完成这些工作，因此，预约后续谈话对于解决余下的问题会很有帮助。

驾驶车辆。允许被诊断为痴呆症的人驾驶机动车并不是一个好主意。在德国这个以交通机动性发达而著称的国家，公民即使患有轻度痴呆症，在法律上也可以按照“自由公民、自由驾驶”的格言行事。直到司机发生了某种事故，可以作为证据证明司机不再有足够的能力控制他的车辆。而且就已确定的诊断来说，司机理应早就知道这一点。对他的家人来说也是如此。即便事故本身确实不可避免，且在任何人身上都有可能发生，但造成事故的人及其家人还是会受到责难。但罹患痴呆症之后，他就不用再担心额外的经济负担、债务、内疚感，或者持续的良心不安。

这些人的典型说辞是，之前没发生过什么事故，我一向小心驾驶，我们需要汽车去购物，我们一直是在这条路上开，我的妻子不会开车，等等。

我们对此反驳的理由乃是出于考虑这种行为的后果，比如越来越频繁的事故、后视镜被刮掉、倒车困难、因明显的驾驶问题被警察检查、乘客越来越感到害怕、开车闯红灯等。不同种类的痴呆症，大多数都会造成患者的反应能力下降，这种慢反应在交通驾驶中会表现得非常明显。同时，患者的注意力不能长时间保持集中，司机也会很快感到疲倦。这种情形可能会在开车去购物中心的路上发生，但大多数会发生在周日晚上从本地的娱乐地区开车回家的路上。高速路上的长途驾驶会对司机产生一种近乎催眠的效果。在红绿灯十字路口中间睡着的情况也时有发生。此外，患者还会遇到身体上的问题，比如视觉和听觉方面的问题，这些也导致患者的精力消耗大增，同时反应能力下降。

显然，成功完成驾驶能力测试并不能说明什么。因为，实验室中的情况和在街道上的真实情况完全不同。尤其是对有额叶脑部疾病的患者来说，他们在反应速度和随机应变方面十分擅长。他们在高速公路上开得最快，是红灯亮起前最后一个通过十字路口的人，在事故中很容易与相关人员和警察发生肢体冲突。

让男性放弃开车非常困难，和大多数女性相比要困难得多。而对于健康状态良好的女性生活伴侣来说，若缺少驾车实践，最好能尽早恢复驾驶技巧，这十分重要。参加驾驶课程进行练习是一个好方法。

如果患者对此并不理解，同时导致风险加剧，这时医生只能放弃医患保密义务，并在有正当理由的紧急情况下，将其作为最后手段向当局通报（《刑法》第 34 条）。在这方面家庭是首要责任人。在其他国家，超过一定年龄的人就必须进行驾驶能力检测，来判断是否可以继续开车。而在日本，政府甚至对年老的交通参与者定期进行神经心理学测试，这也是为了检测痴呆症。

第三章
疾病（诊断）

对患者目前罹患的疾病进行正确的诊断，并判断哪些问题可以进行治疗，这些都是很重要的问题，而且诊断结果应该能够起到让人安心的作用。根据目前的医学知识，现在人们可以了解到，患者得了哪种疾病，可以进行哪些治疗。当然，人们总是希望，自己所患的并不是一种致命的进行性神经退行性脑病，而是一个可以解决的问题、一种可治疗的抑郁症、一种易于手术切除的脑部肿瘤，是那种处理好压力因素后，至少不会恶化的疾病（例如控制不良的糖尿病和高血压、过度饮酒、服用过多不必要的药物）。然而，这种希望并不总是能够实现。

对于那些正在深入研究这个课题的人来说，目前医学科学的诊断标记似乎完全没有说服力。由于新的研究方法、数据和见解的出现，人们对痴呆症的看法随时都在发生变化。目前，这种概念上的变化还没有尽头。造成这种情况的主要原因是，从基因改变导致的蛋白质变性到典型的大脑形态改变及其导致的症状之间，不存在一条单一的简单路径。

目前，我们对痴呆症形式的分类不禁让人想起豪尔赫·路易斯·博尔赫斯发明的著名的中国动物学[①]。这一分类缺乏任何逻辑（表 5）。然而，我们可以自信地进行如下论断：首先，这一情况在未来十年内不会有什么变化；其次，今天我们使用的诊断方法，确实反映了大脑中正在发生的变化；再次，这些诊断方法提供了足够的线索，告诉我们对于特定的潜在病症，现在应该考虑采取哪方面的措施，以及什么样的措施是合理的。

---

① 这个分类出自博尔赫斯所谓的《中国大百科全书》："a- 属于皇帝的动物，b- 进行过防腐处理的动物，c- 被驯服的动物，d- 乳猪，e- 海妖，f- 神话中的动物，g- 流浪狗，h- 属于这个分类的，i- 行为像疯子的，j- 不可计数的，k- 用最好的骆驼毛笔画的，l- 等等，m- 打碎过水壶的，n- 远看像苍蝇的。"

表 5　目前对痴呆症的分类

	症状	解剖层面	微观层面	分子层面
阿尔茨海默氏痴呆	*显性健忘*	内侧颞叶	斑块和神经原纤维缠结	β–淀粉样蛋白和 Tau 蛋白
阿尔茨海默病	健忘症	内侧颞叶	斑块和神经原纤维缠结	*β–淀粉样蛋白和 Tau蛋白*
LATE	健忘症	内侧颞叶	神经原纤维缠结	*TDP-43*
额颞叶痴呆症	人格改变	*额叶*	若干改变	异构体
帕金森病	运动能力下降、强直、震颤	黑质	路易体	异构体
路易体痴呆	类帕金森、波动、幻觉	脑干和皮质	*路易体*	异构体
大血管病	*工作记忆障碍*	*磁共振成像检测*	梗塞、出血	（风险因素）
微血管病	*基础障碍*	*磁共振成像检测*	……	……

对痴呆症分类的（非）系统性。目前，还没有简单的分类依据可以用来作为基础对痴呆症进行合理、清晰和令人信服的区分。相反，现在人们使用症状、发病位置、大脑变化的类型或分子变化形式来进行分类，强调的是主要诊断特征的异质性。

主观认知障碍

对于某些患者来说，在很长一段时间内只有他自己注意到了自己身体和思维上的某些缺陷，他是自己问题的最先发现者，而且并没有对这些问题进行客观的测试。实际上，其中许多人因过度担心引发焦虑，还有一些人则患有疑病症，或恐慌性阿尔茨海默病焦虑症，而另一些人则患有急需治疗的抑郁症（“倦怠”）。

根据以往的经验来看，人口统计样本中患有轻度主观认知障碍的人与没有得某些症状的人相比，从统计上来看，前者日后罹患痴呆症的风险更高。与此同时，医生们经常会有这种感受，那就是带着主观感知到的不适而来诊所或医院就诊的人的预后情况，比那些在他人劝说下才不得不前来就诊的人的预后要好得多。医生们对患者背景一定要仔细了解并进行观察和跟踪调查，因为潘多拉的魔盒已被打开。

轻度认知障碍

英文专业术语“Mild Cognitive Impairment (MCI)”通常翻译为“轻度”的精神障碍。这种翻译是错误的，因为只有通过对病情进展的观察，我们才能证明这是否真的是一种相当良性的、不会继续加重的“轻度”障碍，还是说这是痴呆症症状轻微的初级阶段。病人的精神状态比患病前要差，患者亲属可以令人信服地证实这点，而且通过更详细的测试可以发现某些轻微问题。然而，即便存在这些小问题，患者仍然能够像往常一样成功地自行管理自己的日常生活。

因为小问题去看医生的病人通常是想更深入地了解引发问题的原因是什么，应该如何治疗以及预后将会如何。由于每个患者的病因可能都各不相同，病因范围包括预后良好的内科疾病、抑郁症、阿尔茨海默病等；因此，我们应该对患者进行彻底的检查。最理想的情况是，我们可以直接就病因对症下药，最后症状可以完全消失。另外，我们还可以对患者进行密切观察，如果其病情持续发展，可以在患者症状到达痴呆症诊断的阈值后，尽快对其开始治疗（如服用抗痴呆药物）。

认知测试和身体检查结果、实验室化验结果或大脑成像（CT 或 MRT[①]）结果都可以在未来起到比较的作

---

① MRT 是德语 Magnet-Resonanz-Tomographie 的缩写，意为磁共振断层扫描，即英文 Magnetic Resonance Imaging，也就是 MRI，本书采用德语的写法（MRT）。——译注

用，以便医生能够更准确地评估患者病情是否出现了变化。此外，医生必须和患者进行讨论，以确定患者能接受何种程度的检查，比如考虑到患者的忧虑，医生是否应该采集脑脊液进行检查等。

从统计学上看，与没有轻度认知障碍的人相比，轻度认知障碍患者在可预见的未来罹患痴呆症的风险要大。症状出现后的一年内，会有 10% 到 20% 的轻度认知障碍患者被确诊患有痴呆症。老年人的年龄越大患病风险越高，以下几种情况会加速其症状的恶化速度，且在日常生活中遇到的问题也会愈加严重，这些都会增加患者最终罹患痴呆症的风险。这几种情况包括：某些日常表现障碍（例如记忆力和找词困难），日常生活中遇到了新的轻微困难，同疾病无关的心理问题（焦虑、抑郁、疲惫），其他神经系统问题（例如中风、帕金森病），血管疾病风险（高血压、高血脂、糖尿病）或其他慢性内科疾病。通过影像学或实验室生化检查，确实可以发现大脑正在发生变化的客观证据。这些情况会进一步增加患者症状恶化的风险，像大脑结构的典型变化（例如 MRT 中可发现的内侧颞叶萎缩）、脑血管改变（梗塞或髓质变化）、脑功能变化（使用 PET 对标记的葡萄糖进行扫描）或阿尔茨海默病中典型的蛋白质变化（脑脊液

中 β - 淀粉样蛋白减少和 Tau 蛋白增加)。

阿尔茨海默病

几乎所有 65 岁以上患有痴呆症的患者都会出现阿尔茨海默病的病变，但只有少数患者患有单纯的阿尔茨海默氏痴呆。而且，阿尔茨海默氏痴呆的发病和进展都很缓慢，在发病后很长一段时间内，记忆障碍是患者的主要症状，这种痴呆被认为是痴呆症的"原型"。如没有其他相关因素（如中风）的确切证据，而且患者生物标志物的特征性出现变化（β – 淀粉样蛋白降低，脑脊液中 Tau 蛋白增加或 PET 中明确显示出淀粉样蛋白沉积证据），这时医生就可以做出诊断。然而，由于这种疾病的确诊概率较高，患者一般会伴有典型的症状和疾病发展特点，并且此类疾病的预后没有惊喜，因此，确诊往往并不需要太多的证据。MRT 和 PET 扫描通常会显示出典型的内侧颞叶萎缩、颞叶和顶叶血液供应减少（颞顶叶灌注不足）的影像。

阿尔茨海默病按照患者大脑病变位置的不同，可分为多种变体。主要分为大脑后部萎缩（后部皮质萎缩），患者伴有视觉空间定向障碍；左侧语言中枢萎缩，语言输出减少（少词性失语）；以及额叶早期受损的变体（阿尔茨海默病的额叶变体）。这几种非典型变体及其症状，多见于年龄较小的患者。根据大脑的扫描图像来看，医生首先想到的会是其他疾病，下文将会对这些疾病进行介绍。但患者的脑脊液或组织结构检查却会证实，这些都与一种潜在的阿尔茨海默病有关。

LATE

LATE 即边缘系统为主的年龄相关性 TDP-43 脑病，这是一种主要影响所谓边缘系统的脑部疾病，其中涉及被称为 TDP-43 的蛋白质（反式反应性脱氧核糖核酸结合蛋白，质量为 43 道尔顿[①]）。这样的疾病名称有优点也有缺点。人们会立即得到这样的印象，即必须对具有这样一个名称的东西进行深入研究和了解。更令人惊讶的是，在 2019 年之前几乎没有人知道它。

现在我们推测超过 20% 的 80 岁以上痴呆症患者患有 LATE。然而，这种疾病的诊断只能通过对每个患者的大脑检查进行证实。边缘系统中的 TDP-43 沉积物从杏仁核的位置开始，从这里扩散到海马体，最后还会影

① 620 千道尔顿相当于 10^{-18} 克。

响到额叶的部分区域。如果海马体受累，就会引发意料之中的记忆障碍，并且随着疾病的进展，患者应对日常生活的能力也会受损。这些症状和典型的单纯阿尔茨海默氏痴呆相同。更糟糕的是，TDP-43 和淀粉样蛋白沉积、LATE 和阿尔茨海默病在表现和症状上相互重叠。即便是单纯地患有 LATE，患者在症状方面也无法与阿尔茨海默氏痴呆区分开来。而且目前在影像学上这两种疾病不存在特征性差异，到目前为止，也还没有可实际用于对该疾病进行诊断的实验室新发现。于是现在就疾病诊断来说，那些有阿尔茨海默病典型症状的老年痴呆症患者，只要在其身上没有发现阿尔茨海默病大脑变化的典型生物学线索，我们就可以推断，其中大部分人患有 LATE。目前尚不确定的是，用于治疗阿尔茨海默病或混合性痴呆障碍的药物是否也对 LATE 有效。

血管性痴呆

大多数 70 岁以上的老年人都有某些脑血管病变，而且这些病变往往也会发生在年纪更小的人身上。然而，病变的位置、类型、严重程度以及由此引发的影响却区别很大。基本上，脑血管的病变可分为大血管疾病

（大血管病）和小血管疾病（微血管病）。大血管疾病包括血管闭塞（缺血性梗塞）和出血；这两种疾病也被称为“中风”。小血管疾病的典型特征是髓质层大范围的斑块状形态改变（脑白质疏松症）。

在大脑中，某些敏感和必不可少的区域可能会受到血管阻塞或出血的影响。在这些区域中，微小的改变都会导致记忆、语言和运动能力的显著受损。典型的例子是海马体（记忆）、左半脑的布罗卡氏区（语言生成区）和韦尼克区（语言理解区）。在左颞叶和额叶大脑交界处的角回，是一个传导效率更高的中心连接点。在这里，一个极微小的病变就足以严重损害阅读、写作、计算和其他与现代文明相关的能力。丘脑（脑室）区域的血液循环障碍也会造成类似的严重影响。这个位于脑干和大脑过渡处的大脑结构也被称为“意识之门”。这里的微小病变就可对患者的内驱力和觉醒度造成明显的紊乱，从而降低患者的整体表现。自从现代成像技术MRT发展以来，无症状的老年痴呆症患者经常被发现其大脑髓质存在广泛的改变，大脑髓质纤维是大脑皮层下的区域，不同皮层区域之间的连接通路就在这里。这些大范围的异常变化通常是从最小的血管（动脉血管和毛细血管）开始，随着血管状态的恶化越来越严重，在时间的推移中，最终导致神经连接通路受到损害。长的神经细胞延伸（轴突）由大脑皮层中的神经细胞体提供。细轴突被支持细胞（神经胶质细胞）包裹住，使其绝缘，确保以更快的速度传导神经刺激。如果髓质的血液供应变差，这些神经胶质细胞会首先受到影响。长期来看，这会拖慢大脑神经细胞之间快速、协调的信息交换过程。这些受影响的“长联络纤维”阻碍了原本就复杂且耗时多的程序检索执行过程，正常情况下这些程序几乎是自动运行的。这一情况的某种典型结果便是，患者除了其他症状外，走路时步态会变慢，双腿距离宽但步子小，迈步犹豫不稳。神经心理学研究证实了四肢的可见运动和不可见的思维过程之间确实存在一一对应关系。这些对应的思维过程也会变慢，变得不稳定，最后患者往往根本无法完成之前可以做到的动作。

左侧大脑中动脉区域较大范围的梗塞或出血可立即导致语言能力和理解能力严重下降，仅根据临床症状患者可能被误认为患有晚期阿尔茨海默氏痴呆。发病时间（通常是急性发病）、仔细的检查（通常为右侧偏瘫）和脑部影像（梗塞或出血的证据）可以消除任何诊断上的疑问。

左侧大脑中动脉闭塞（内侧局部栓塞）这个例子

引发了一个问题，即是否真的应该按照治疗痴呆症的方法处理这个病例。答案很简单，如果脑部改变致使智力水平严重下降，以至于患者无法再照常进行日常生活，那么根据定义，这就是痴呆症。但这不是阿尔茨海默病。在治疗方面，如果病因真的只是或主要是血液循环障碍，那么，我们可以使用和治疗痴呆症完全不同的方式来进行治疗，而且患者的障碍得到一定程度缓解的可能性也大得多。

大脑血管的闭塞（缺血性梗塞）比出血（出血性梗塞）的概率高四倍。男性患血管性脑病的风险更高。40% 的人在中风后的第一年出现认知障碍；1/3 的人在严重中风后成为痴呆症患者，特别是在患者存在其他风险因素的情况下，如中风前就患有脑萎缩，或者吸烟、有高血压等。即便患者仅有大脑暂时性循环障碍的微小迹象，我们也要据此对危险因素进行筛查，并对其进行治疗。

诊断。当循环系统疾病与智力减退之间存在明确的时间联系时，即智力减退发生在严重梗塞或出血的情况下，就很容易确定循环系统疾病与智力减退之间的关系；还有就是患者的症状与受影响的大脑区域相匹配，如左侧梗塞对应言语障碍；最后是患者反复中风会导致病情进行性恶化。所有上述情况都是被我们称为多发性梗塞性痴呆的典型表现。而对于髓质纤维的弥漫性改变，则很难证明这种关联性。在这种情况下，人们必须根据影像学中大脑变化的征象来确定自己诊断的思路。

病史。如果怀疑是血管性痴呆，则在相关病史的收集中也要选用针对多发痴呆的问题（如缺血指数量表）。患者发病是否突然（第一次梗塞或大出血）？是否有高血压、有无心脏病发作或中风史？患者病情是否逐步恶化（反复梗塞或出血）？病程中患者的状态是否大起大落，有无情绪的快速改变（易怒、无故流泪和欣喜）？是否存在夜间的迷惑状态？患者性格是否稳定，在病程中是否有抑郁症？是否有因合并疾病而引起的身体不适？是否有不安和运动障碍（瘫痪）？反复发生“小”卒中事件，是否存在着疑似的栓塞来源，比如存在于心脏或颈部血管？有广泛延髓病变的病人往往表现为无精打采、行动迟缓、步态不稳（失用症）、肌张力低下和整体性的执行功能障碍，类似于老年抑郁症或帕金森病，并且病情发展缓慢。对患者以往的治疗情况进行询问非常重要，不仅要关注抗高血压药和抗凝血药的使用，还要关注是否进行过化疗和放疗。在年轻的中风患者中，除了避孕药之外，吸烟、饮酒以及服用兴奋剂和违法药物（如可卡因），都会对病情产生一定的影响。

检查。当医生对患者的（阿尔茨海默病）诊断非常肯定时，患者有时会免做详细的身体检查。这种检查对于脑血管疾病的诊断至关重要，包括测量血压和脉搏、眼底检查、通过血液生化对高危因素进行检测、颈部血管的超声检查和大脑结构成像。神经心理学在血管性认知障碍的治疗计划中起着重要作用。

治疗。如果在发病前做得不够好，至少在中风之后，我们一定要尝试对可治疗的风险因素进行更好的控制，以尽可能预防下一次中风（这就是二级预防，风险因素会在后文作详细介绍）。这些因素包括：夜间高血压或低血压，心力衰竭或心律异常，血脂升高和饮食不当，糖尿病和各种低血糖症（在严格控制之后血糖水平过低），吸烟和酗酒，抑郁症和肥胖症，缺乏运动和打鼾（睡眠呼吸暂停）。对日常行为习惯的改变和对风险疾病治疗的改进已被证明对这种疾病的治疗有效。如果患者没有拒绝的理由（禁忌症），可以在血管梗塞时使用抗凝药物（例如血小板凝集抑制剂）。发生急性中风之后，可以在合适的条件下，于几小时内尝试消除血管栓塞（血栓 = 凝块，溶栓 = 溶解，血栓切除术 = 去除血栓）。

特殊性。血管畸形或遗传可导致一系列疾病，这些疾病会在青年或中年时期给患者造成严重的脑损伤。这些疾病包括在高血压时可能会发生破裂的脑血管隆起（动脉瘤）、动脉和静脉之间的短路（动静脉畸形）。遗传类疾病包括伴皮质下梗死和髓质层改变的罕见动脉疾病（伴皮质下梗死和白质脑病的常染色体显性遗传性脑动脉病）；淀粉样蛋白在小动脉和毛细血管中的沉积，同时伴有点状脑出血（脑淀粉样血管病）。此外，还有许多非常罕见的遗传导致的血管类疾病。

对于老年人来说，颞动脉的类风湿性炎症是很严重的问题（颞动脉炎），这种疾病表现为患者头部颞区有非常严重的单侧头痛。颞外动脉增粗，触不到脉搏。这种情况会威胁视力和脑血管，必须及时治疗，以防对患者造成无法治愈的损伤。

额颞叶疾病（如皮克病）

阿尔茨海默氏痴呆初期会影响负责记忆的颞叶内侧部分。因此，患者症状通常从健忘开始。额颞神经变性初期会影响到最晚发育的大脑皮层（新皮层）的不同部分，尤其是额叶和颞叶的前部。因此，患者的初始症状会因大脑受影响区域的不同而全然不同。

过去，人们认为这些是早老性疾病，通常在 65 岁之前患病。今天我们了解到，这种疾病没有年龄上限，老年时的额颞叶变化会和其他疾病混合发病。

这部分患者中有一半的人会发展为额颞叶痴呆症，余下的患者有的患有慢性进行性言语障碍或慢性进行性理解障碍等。以下对此类疾病的描述，在某些方面会让人觉得和脑血管改变及其后果的描述相似，但这类疾病都属于慢性神经退行性疾病。

额颞叶痴呆症。如果两侧额叶都出现受累现象，患者的行为和性格就会随着时间的推移而改变。患者不再顾及体面和世俗的礼仪；个人穿着打扮变得很不合时宜，有时穿得太多，有时穿得太少。患者可能会有鲁莽和冲动的表现，或是因为过于无动于衷和冷漠而引人注目。他们不再对其他人感兴趣，不能再设身处地为他人着想，给其他人一种没有同情心的感觉，在情感上显得冷漠。随着移情能力的丧失，患者也失去了同理心。有些患者表现出刻板、严格仪式化的行为。其他患者会出现情绪化的暴饮暴食，什么都吃，开始吸烟或饮酒。

在神经心理测验中，这些患者会因反应快、记忆力好、空间定向完好脱颖而出。但他们不愿意或不能对更复杂的行为做出计划或者执行。在 PET 核磁共振扫描中，可以十分明显地看到患者额叶区出现血流减少、新陈代谢速率降低的情况。患者的大脑皮层通常在额叶区域表现出明显的萎缩，但也可以在很长一段时间内保持完好无损的状态。此种疾病在微观和分子水平的神经退行性改变与阿尔茨海默病不同。然而，阿尔茨海默病也有异乎寻常的例外情况，即患者大脑的改变是从额叶皮层开始，而不符合该疾病的一贯特征。

照顾阿尔茨海默氏痴呆患者会有很大的压力。然而，对这样的患者进行治疗会更加困难，因为，患者的疾病症状包括了个人性格的逐渐改变；患者实际上什么都能做，但却什么都不做；他看起来和以前一样，但却放任自流，行为举止和以前完全不同；他说他在工作，但却在沙发上度过了一天；他在超市收银台当着所有人的面偷香烟，然后在邻居的栅栏上小便。还有很多不当行为的例子，我们可以自行想象一下会发生什么，这里就不需要作更详细的说明了。和患病的老年人解释道德、违法的基础概要是没什么意义的。

阿尔茨海默病可以成为患者犯下轻微错误和行为不当的借口，但谁知道什么是皮克病呢？从患者表现出第一个令人不安的症状到正式得到诊断，中间可能要经历十年的时间，如果曾经有医生对其做过诊断的话。医生通常对这个疾病的临床表现并不熟悉。由于患者表现出的奇怪行为，医生更有可能对其做出其他的诊断。如酗酒、晚发性精神分裂症、人格障碍、心理变态等。由于患者看起来很冷血，不爱说话或者不顾脸面，而且经常信口开河，所以，人们很难发自内心地理解他们，或者很难知道应如何对待他们。随着额脑疾病的发展，患者会丧失责任感，变得鲁莽不堪，甚至心甘情愿地无所事事。向警察和法院解释皮克病非常困难，向不了解这种疾病的专家作解释时尤为如此。

原发进行性失语症（失语症为 Aphasie，来自古希腊语 aphasia，意为“无言”）是一种自发性言语能力的缓慢进行性丧失。在这种额颞叶疾病变体中，负责产生语言的左额脑部分（布罗卡氏区）受到的影响尤其严重。患者说话不复之前那么流利，而是变得紧张、说话停顿（言语失用症），经常读错单词的重音，不能正确使用语法（语法错误）。患者对复杂句子的理解也会随着时间的推移而有所下降，但是对单个单词的理解和对词义的了解会在很长一段时间内保持不变。患者从一开始就会痛苦地意识到这个问题。他们知道自己想要表达什么，却因自己的无能为力而痛苦，在日常生活中此类问题会变得越来越明显。

对于疑似病例，我们可以通过 MRT 显示出的明确结构改变或 PET 显示出的功能改变来进行确诊。重要的是，我们要将其与左侧大脑中动脉部分闭塞（前中动脉梗塞）区别开，后者需要采取不同的诊断方法。

在罹患进行性语言理解障碍（**语义性痴呆**）时，负责解码听觉刺激的左颞叶前部会在早期受到影响。首先，患者会丧失对复杂词汇的理解能力，其次，丧失对术语类词汇的理解，同时，还会丧失对这些术语描述对象概念的理解，也就是丧失了对世界的了解。这种痴呆症变体的患者，在患病初期表现出与阿尔茨海默病相似的症状，但这些症状也与后内侧梗塞导致的感觉语言障碍（韦尼克失语症）相似。在 MRT 和 PET 扫描检查中，可发现大脑在结构上和功能上都有相应的改变。

在罹患进行性沉默（**少词性痴呆**）时，大脑中语言理解和产生区域之间的信息交换受到影响。患者在做主动性言语和对事物进行命名时，都会遇到找词困难的情况。患者不能正确重复句子，朗读句子中的单词时偶尔会发错音（音素性错语）。然而，这种疾病与原发进行性失语症相比不同的地方在于：一方面，患者说话基本上没有错误；另一方面，和语义性痴呆相比，本病的患者得以保留对单个单词的理解，以及对它们的含义和语法的了解。随着时间的推移，患者记忆力会受到影响。他们固执己见的沉默寡言可能被误诊为额颞叶痴呆症或精神疾病（抑郁症、精神分裂症）的表现。阿尔茨海默病通常是造成这些症状的根本原因。MRT 和 PET 扫描检查显示，患者的额叶和大脑后区之间的大脑侧裂（外侧裂）出现改变。

现在，我们无法针对神经退行性额颞叶疾病的病因进行治疗。因此治疗只能以症状为导向。抗痴呆药物的有效性尚未得到证实。如果有合适的方法，可以尝试社交培训和言语治疗，对患者进行支持性疗法。如有必要，直接对抑郁情绪进行治疗可能对患者来说十分有用。某些抑郁症药物，即选择性 5- 羟色胺再摄取抑制剂（SSRIs），也能够对患者的冲动行为和易怒情绪产生积极影响，甚至能够治疗信使物质血清素引发的某些特定问题。在对此类神经退行性疾病的治疗中，这些疗效已得到证实。

在目前这种情况下，最重要的事情就是为额颞叶痴呆症患者的亲属提供一些服务，包括建议、背后支持、保护，甚至还可以为患者进行一些治疗，也可以给其寻找合适的居住场所。并非所有患者都会出现明显的危险行为，在很多情况下，患者的行动能力会随着疾病的发展而降低，许多患者会整天无精打采地躺在电视前的沙发上。

帕金森病性痴呆

帕金森病是一种神经退行性疾病，初期主要损害患者腹部和脑干核心区域的神经细胞。病程后期也可表现出痴呆症状，但这种疾病的主要症状不是记忆障碍。

消化问题（便秘）和情绪低落是此病很常见的症状，但在帕金森病发病前数年，患者就会出现某些非常不明确的早期症状。这些并不能用来进行诊断。只有在帕金森病特征性运动障碍发作后，我们才能确定是这种疾病：

- 久坐不动（运动功能减退）
- 僵硬（僵直）
- 震颤（颤抖）

造成手部震颤的原因可能是多发性的，但也可能独立发生（原发性震颤），与帕金森病并没有任何关系。因此，运动功能减退和僵硬这两种症状更为重要，由此可以得到更为可靠的诊断结果。患者行走时手臂的摆动动作缓慢，原地转身所需的步数增加。站立姿态不稳（姿势不稳）这一症状会增加患者跌倒的风险。同时，患者还有夜间不动（运动障碍）的典型症状，即患者早上在床上醒来时的姿势与他们前一天晚上躺下时的姿势完全相同。

如果通过专业的检查证实了罹患这种疾病的怀疑，人们就可以使用非常有效的药物，确保大多数病人长期保有良好的活动能力。该病的一个主要问题是神经递质多巴胺不足，而多巴胺的作用是保持人类在身体和精神层面的正常活动。这种不足可以通过本身具有类多巴胺作用的物质（多巴胺激动剂）、可刺激神经细胞本身分泌多巴胺的物质（左旋多巴），以及延缓多巴胺分解的物质（如单胺氧化酶抑制剂）来进行调整。这种疗法在疾病初期（蜜月期）非常有效。然而，随着时间的推移，为达到良好效果而不得不服药的间隔时间越来越短。而且之后也会发展到其中一个阶段，在这个阶段，患者感觉自己基本上无法动弹，好像被关掉了电源一样（“关期”）。通过采用对片剂和膏剂等不同药物的联合治疗，大多数病人可以在很长一段时间内保持良好的效果。如果这种送药方式不起效了，也可以通过其他方式（例如利用一个小泵）持续地给予患者必要的药物。在症状非常严重的情况下，可以直接通过脑部刺激对患者进行治疗（深部脑刺激）。

与过去不同的是，以前人们更倾向于建议患者保护自己并谨慎地管理体力，而现在从一开始就鼓励患者进行大量、强烈和持久的大型训练（如中国的太极拳）。这样可以明显延长肌肉力量和灵活性的保持时间。

由于患了疾病，未经治疗和未经训练的患者很快就会失去力量和愉悦感（实际上这对词汇在这里是相互关联的）。动作幅度变得更小：步伐更小、字迹更小（微型书写）、声音低沉干涩（语音障碍）、面部表情缺乏表现力（面肌无力）以及很严重的白天嗜睡。许多患者确认了运动能力与情感之间的相似性，在服用药物后不久，不仅运动能力发生改变，整个身体状态和体验也都发生了改变。因此，一些受影响者也会欣然接受药物引起的过度活跃（运动机能亢进），这对任何外界观察者来说都是奇怪的表现。活泼的手势和丰富的面部表情不仅在社交方面产生积极反应，还能够直接影响到内心（詹姆斯－兰格情绪理论）：如果某人行为笨拙，则其在情感方面也同样如此。

经过多年的病程发展，不仅患者的运动能力一直在经受着很大的波动，而且驾驶能力和注意力也受到影响。患者的疲劳感增加，无法再完成复杂的任务。由于每个步骤需要太多的精力和时间，因此，患者在处理事务方面缺乏主动性，对后续步骤的规划和对计划的有效执行无法完成（执行功能障碍）。这种迟缓化不只涉及身体，还涉及思想（思想迟钝）。认真考虑再做出行动并非缺点，但可能会退化为一种僵化、强迫性的例行仪式，患者在最初还可以保持耐心，后来却为此花费了太多时间，耗尽了精力。患者已经无法运用长而复杂的句子，而且最终也将失去单词的使用能力。实际上，所有重要事项都还保存在记忆中，并且可以被重新识别出来，但由于搜索记忆所需精力和时间过多，因此，患者无法自主地提取出这些记忆。

在疾病的后期阶段，患者的空间感知和定向能力也会受到影响（视觉感知和构造障碍）。例如患者可能无法绘制出正确的时钟表盘。特别是当运动障碍得到专业神经学家的有效治疗时，可能会出现视错觉（幻视）的症状。如果此类错误感知症状频发，则必须让患者理解产生这种症状的原因；因为这可能导致妄想，并引发误解，造成攻击性的冲突。

下一节关于路易体痴呆的讨论将会详细介绍多巴胺

和乙酰胆碱之间复杂的平衡问题。具有类多巴胺作用的药物，对于帕金森病症状方面的治疗至关重要，但是这些药物可能会对一些患者产生副作用，这些副作用包括过度欢愉和兴奋等。在活动水平方面也会造成运动过度（运动机能亢进），无法停止的流利言语（多言癖）以及强迫性地反复说同一个词语（重言病），其后在很长一段时间里会出现明显的日间嗜睡的情况，即使在驾车时也如此。某些行为可能会处于失控状态，例如清洁、强迫性整理和重复整理（机械性强迫行为）、疯狂购物、暴饮暴食、过度服药、过度收集、玩耍、随意远足以及无节制性行为。

路易体痴呆

30 多年前，人们注意到，有些"阿尔茨海默病患者"对某些抗痴呆药物（胆碱酯酶抑制剂）反应特别好，而对抗精神病药物的反应特别差。在对患者大脑的检查中，人们不仅发现了预期中的阿尔茨海默病斑块和神经原纤维缠结，而且还发现了帕金森病患者才有的典型路易体病变。因此，这种痴呆是一种混合性痴呆症，后来被称为"路易体痴呆"。该术语具有误导性，因为，这种痴呆症的变体不是仅在患者死后才能够被发现，也能在活着的患者身上发现，我们可以通过以下与痴呆相关的特征，对该痴呆症变体进行确诊：

• 在数小时或数天内智力能力表现出明显波动；

• 幻视，通常患者拥有丰富的场景和细节；

• 帕金森病症状，如行动迟缓（运动功能减退症）、僵硬。

除了唯一必要的特征痴呆，上述特征不一定完全存在。还有其他几项典型适应症，例如前面提到的抗精神病药物敏感。患者对少量用于治疗妄想、幻觉和兴奋的药物反应敏感，其表现为运动迟缓和动作僵硬，甚至可能出现体温升高。

其他特点。快速眼动睡眠障碍，在睡眠或半睡状态下，患者会“表演”梦中的情境。他们会说话、尖叫、拳打脚踢、试图奔跑，这些行为完全取决于梦境中的情景。此外，患者本人或睡在一旁的人可能会受到伤害。就像帕金森病一样，这种奇怪的现象可能比该病的其他诊断症状早几年出现。随着疾病的进展，混乱状态常常反复出现，并伴有意识模糊、迷失方向、幻觉和兴奋的症状，也包括因血压降低而导致的摔倒和昏厥（晕厥）。

脑电图（EEG）通常会比较缓慢。颞叶在成像（MRT）

中的萎缩程度可能比典型的阿尔茨海默氏痴呆要轻一些。在视觉关联区，也就是从顶叶到枕叶（parieto-okzipital）的过渡处，脑血流量（PET）减少；这可以解释患者生动的视觉幻觉，因为，未定义的视觉刺激在未经过滤的情况下，被传递到了它们被赋予可塑意义的脑区中。

由于阿尔茨海默病斑块和神经原纤维缠结，以及相伴随的帕金森病路易体变化，脑干的核心区域遭受了从多个方面发起的攻击，因此，患者在乙酰胆碱的分泌上受到了极其严重的影响。因此，与同一阶段的单纯的阿尔茨海默病相比，乙酰胆碱缺乏在路易体痴呆患者中更为明显。低而且波动不定的乙酰胆碱供应，是导致患者状态强烈波动乃至思维混乱的原因所在。由于大脑中负责视觉过滤的最后一道关口，也就是视觉联想区域接收到的乙酰胆碱供应过少，因此视觉刺激会毫无限制地在大脑中游荡，导致患者会出现幻觉。

“有幻觉症状的阿尔茨海默病患者”，根据定义来看，他们实际上得的是路易体痴呆。他们也是因这种症状而在日常生活中（尤其是在夜间）受到困扰更为严重的人群。这些问题通常会引起家庭医生或精神科医生的关注，他们会很自然地针对兴奋、妄想和幻觉等症状进行治疗，并使用抗精神药物。这些药物可以帮助缓解兴奋、妄想和幻觉等问题，但对于路易体痴呆患者来说，对这类药物的耐受性尤其差。这类药物的作用是对多巴胺过剩状态进行治疗，而路易体痴呆患者不仅乙酰胆碱分泌不足，多巴胺也分泌不足。因此，在使用抗多巴胺类药物，比如抗精神药物时，可能会严重加重帕金森病患者的运动症状。

非典型帕金森病

有一系列疾病不会对多巴胺系统药物治疗产生反应。这些疾病通常表现为运动迟缓和身体僵硬，尤其是躯干部分。患者经常摔倒，而且很早就出现吞咽障碍的症状。这些疾病包括皮质基底节变性、进行性核上性麻痹和多系统萎缩（MSA）。

亨廷顿舞蹈症

纽约医生乔治·亨廷顿首次描述的舞蹈症（Chorea，源自古希腊语 choreia ，意为“跳舞”）是一种罕见的神经退行性疾病，由 4 号染色体（4p16.3）的突变基因遗传。统计数据显示，半数该基因携带者的后代会受到影响。在这些患者脑部，会合成一种蛋白质，在大脑（基底神经节）和大脑皮层的核心区域不断沉积。最初患者可能表现出注意力不集中和易怒（额叶综合征）的症状，然后，通常在 30 岁至 50 岁之间出现难以控制的过度运动障碍（运动机能亢进），这可能进一步恶化为所谓的舞蹈症。多年来，患者智力逐渐下降直至痴呆，而且运动机能亢进变为肌张力障碍。滥用帕金森病药物或长期服用前代抗精神药物而引起迟发性运动障碍，也会造成类似的症状。通常可以根据患者既往史和家族史进行区分。目前没有完全治愈的方法。许多患者的家人对遗传咨询持开放态度。生理学、人体工程学和社会疗法，以及必要时以症状为导向的药物疗法，都可为患者提供很重要的帮助。

老年期发病的舞蹈症变体在症状上较轻，类似的症状也可能由梗死和炎症在脑干核心区造成的病变引发。

健忘症、韦尼克–科尔萨科夫综合征、酒精性脑病

缺乏 B_1 维生素硫胺素会导致大汗淋漓、眼球运动麻痹和吞咽障碍等急性意识障碍。如果这种情况没有立即

被识别并通过给予硫胺素来消除，患者可能会死亡。如果患者在急性期幸存下来，记忆系统可能会受到严重和永久性的损害。这种危及生命的急性病症被称为韦尼克脑炎，而随之而来的慢性记忆丧失（遗忘症）则称为科尔萨科夫综合征。最常见的原因是长期营养不良与酒精滥用。

在大脑中，脑干和大脑之间的区域对硫胺素的缺乏最为敏感。首先会影响到神经鞘（神经胶质细胞）的新陈代谢，然后是神经细胞本身的新陈代谢，最后造成微血管受损，引发记忆系统（例如乳头体）的功能障碍和出血。

患者无法再接受新的记忆内容。患者生活在当下，一切都是新奇而令人惊讶的。患者会直觉地找出方法来应对困境。有些科尔萨科夫综合征患者非常友好和善于交际。填补记忆空白以及交流的需要可能会导致混淆，也就是说，患者会没有恶意地编造记忆，在短时间内口若悬河地反复讲述这些编造的故事。

长期酗酒之后，患者如果除了记忆障碍外还出现其他智力问题，则可能是由酒精引起的痴呆。仅凭临床症状很难将其与阿尔茨海默病区分开来。在这种情况下，完全戒酒、补充硫胺素和康复措施可以令其得到部分恢复。但在高龄人群中，这些症状通常是由神经退行、血管和酒精引起的大脑复合性改变。在早期痴呆和抑郁情绪的双重夹击下，迟发型酒精中毒甚至可能成为该疾病的第一个迹象，并由此走向不可挽回的失控状态。

克雅氏病、朊病毒病

这种罕见的、进展迅速的痴呆症是由具有传染性的蛋白质（蛋白质传染性病原体即朊病毒）引起的，会导致大脑中的物质严重流失并伴有海绵状重塑（海绵状脑病）。对此还没有有效的治疗方法。全球每年有百万分之一的人会罹患此病，从发病到死亡通常用不了一年的时间。

疱疹性脑炎

在面部和生殖器区域常见的由单纯疱疹病毒感染引起的唇疱疹，是普遍存在、广为人知的，并且通常是无害的。然而，同一种病毒可以严重影响从新生儿到老年人任何年龄段的大脑，尤其是当免疫力受限时。该病可能会迅速出现，并且非常不明确，其症状有头痛、极度乏力、轻微意识混乱以及癫痫发作等。如果患者没有发现其他令人信服的病因，并且身体其他部位还起了水泡，则必须立即开始抗病毒治疗（例如使用阿昔洛韦），而不需要等待实验室病原体检测结果。否则，大脑中的大片区域可能会在短时间内被永久性地摧毁。

自身免疫性脑炎

罹患过单纯疱疹性脑炎或无明显诱因的情况下，患者可能会产生自身抗体攻击自身组织。这些抗体可以结合到海马体（边缘系统脑炎）中特定信使物质的受体上（例如 NMDA 受体，即 N-甲基-D-天冬氨酸受体）。其症状可能会多种多样，包括和痴呆症很相似的记忆障碍。

多发性硬化症

多发性硬化症是一种自身免疫性疾病，会导致脱髓鞘，即大脑皮质中神经鞘的丢失。与几十年前相比，今天的治疗方法要更加有效。然而，随着疾病的进程，很大一部分患者会出现认知缺陷，也包括行动迟缓和记忆问题。

神经性梅毒

在引入青霉素治疗之前的几个世纪里，神经性梅毒造成的患者充斥着精神病院。此后，梅毒感染及其后遗症的发生率已经非常罕见，但是随着艾滋病毒感染的出现，这种疾病的发病率又有所增加。

艾滋病毒和艾滋病痴呆综合征

HIV 病毒（人类免疫缺陷病毒）感染最初是通过不寻常的并发症增加而引起注意的。其中包括与其他致病菌如梅毒和结核等病原体的“机会性”感染，这些病原体对处于良好卫生、营养充足状态下的免疫系统实际上不起作用。获得性免疫缺陷综合征（AIDS）被定义为 HIV 感染并伴有此类“机会性”感染，还会引发某些癌症（卡波西肉瘤或 B 细胞淋巴瘤）或脑部受累（脑病）。10% 的 HIV 感染患者表现出明显的智力减退。其他感染、药物和药物副作用可能会加重这种损害。通常情况下，这种损害会造成患者情绪平淡、计划能力和决策能力下降、实践能力和记忆力减弱。

高效抗逆转录病毒疗法在许多方面从根本上改善了

患者的预后。因此，在年龄较大且失智的HIV感染者中，我们必须考虑到其他常见的脑部改变疾病（如阿尔茨海默病）也可能是根本原因。

新冠病毒

病毒可以直接或间接攻击中枢神经系统，甚至破坏中枢神经系统的发育，寨卡病毒就是如此。但新冠病毒大流行导致了截然不同的后果。急性感染可能会削弱人体免疫力，就像其他严重的病毒感染（例如流感）一样。在急性感染消退后，相当多的患者会有乏力和认知能力下降的症状，这些症状会持续较长时间。少数患者会出现炎性反应，并导致血管改变和循环障碍，在极端情况下出现类似于血管性痴呆的症状。

疫情造成的间接影响，如缺乏社交联系，周围环境缺乏变化和刺激，或在医疗保健方面的停滞，对患有痴呆症人群的影响尤其严重，可能导致他们的身体、精神状态下降。和年轻的新冠病毒感染者相比，这些痴呆症患者及其亲属对远程医疗服务的接受程度较低。

脑损伤和拳击性痴呆

每一次脑损伤都会消耗大量大脑皮质。这就是柔软而敏感的大脑需要被坚硬的外壳和柔软的内衬所保护的充分理由。

重度颅脑损伤可能会直接导致重要的脑区功能丧失，这种损伤无法恢复。因此，在事故后，可能会立刻引发痴呆症和智力方面严重而持久的障碍。在治疗中，急需预防开放性颅骨损伤可能引起的、从脑出血到脑炎等更严重且致命的并发症。在随后的治疗过程中，通常会建议患者进行积极的身体和智力训练，以尽快、尽可能多地恢复失去的功能。在这种情况下，大脑会启动修复机制，并产生类似于阿尔茨海默病中会出现的蛋白质沉淀物，但这并不是急性神经退行性变化。

轻微的颅脑外伤，伤者通常可以恢复得很好，并且没有长期的后遗症，年轻患者更是如此。然而，大量研究表明，恢复良好的颅脑外伤会让伤者日后罹患痴呆症的风险显著增加。这就说明，当你受伤时，就会消耗掉你年老时会用到的储备的某些恢复能力。

一个特例是在某些接触性运动（拳击性痴呆）或家庭暴力（“受虐妇女综合征”）中大脑会反复受伤。所谓的拳击和其他公开施暴形式的目标，就是使对手头部受到强烈的震荡，突破大脑的自然保护屏障，让对手毫无抵抗地倒在地上（KO）。由于大脑在训练和反复暴力袭击中不断受到击打，因此，除了小型和大型血管的撕裂外，大脑内部还会出现持续性的炎症和反复的修复过程，在这个过程中，神经组织会转化为疤痕组织。那些勇敢的“拳击手”受到的影响尤为严重。最后造成大脑皮质减少，大脑萎缩，反应迟钝，步态迟缓，言语含混不清，智力下降（表 6）。

表 6　反复脑损伤导致的痴呆，慢性创伤性脑病的阶段

症状	大脑变化
轻度注意力障碍；抑郁，易怒	额叶和脑干的局限性改变
轻度新记忆形成障碍；抑郁，好斗	脑干进行性改变，脑室扩大
记忆力减退，执行复杂动作困难，空间定向障碍，冷漠，自杀倾向	额叶萎缩
口齿不清、说话缓慢和词汇障碍、痴呆，帕金森样行动迟缓、僵硬	广泛的脑萎缩和神经原纤维缠结沉积

运动并不总是健康的。不戴头盔滑雪和骑自行车、

冰球、橄榄球、美式足球、足球中过多的头球、登山、水肺潜水和自由潜水、各种武术以及马拉松赛跑都会危害心智健康。前职业足球运动员到了老年时，在心脏病和肺部疾病方面似乎比普通人更加健康。但有迹象表明，门将与场上队员之间存在严重的痴呆风险差异，前者低，后者高。

如果你出于美观的原因在骑自行车或滑雪时不想戴防撞头盔，想要确保可以彰显的自由，那请随意。我们这个团结的社会将为你托底。

硬膜下血肿

年轻人头部严重受伤后，在硬脑膜（Dura）和大脑皮层之间，有发生致命性出血（血肿）的风险。对于患有凝血功能障碍的中年酗酒者、服用抗凝药物的老年人、容易跌倒的老年人都是如此。头痛、轻度瘫痪、疲劳和意识丧失可能会在受伤后延迟出现。如果出血量增加，最大的危险是对大脑的压迫，造成大脑组织只能通过枕骨大孔（Foramen magnum）向脊髓方向移位，结果被卡在那里。这种情况会危及维持生命必需的大脑结构和功能，并可能导致伤者死亡。如果大脑反复发生轻微出血，大脑结构和功能可能会永久受损，并引发痴呆症。我们可以通过在头骨上钻孔的方法，来排出瘀血减轻大脑的压力。术前必须检查抗凝药物的使用情况和患者跌倒防范措施的有效性。

正常压力脑积水

这是一种内部“脑积液”，患者脑室中的脑脊液淤积，颅内压显示正常或略微升高。造成这种症状的原因可能是脑损伤、炎症、出血等，也可能完全找不到病因。这种脑脊液的淤积会影响到长神经纤维束的功能，这些纤维束负责传递和接收下半身和脊髓底部区域的往来刺激信号。正常压力脑积水将导致患者下肢和膀胱控制受损。除了痴呆外，患者还会表现出步态障碍，并失去对膀胱的控制。患者的颅内压力会上下波动，根据颅内压的不同状态，患者症状也会有所不同，并且病情每周都可能呈现出相当大的差异。

因此，痴呆、小步态和尿失禁、患者时好时坏的症状，会引起医生的怀疑，患者可能患有正常压力脑积水。医疗仪器辅助检测可以帮助医生进行确诊，排除与症状相似的疾病，如路易体痴呆。如果患者大脑的内部脑室扩张，而且脑脊液从脑室流入脑组织，则通过成像技术可以证实这种情况。如果患者进行腰椎穿刺，将脑脊液排出后，症状显著改善，则可证实此诊断。然而，这种治疗并不能根治此病，因为脊髓液会不断再生。如果第二次脑脊液引流手术也取得了显著成效，则可以考虑对患者进行从脑室到心脏或腹腔的永久性脑脊液引流（脑室心房或脑室腹膜分流术）。

癌症和痴呆症

有一段时间，人们声称阿尔茨海默氏痴呆患者通常会更健康，不太可能患上癌症等恶性疾病。然而，这是由于当时对于阿尔茨海默病的诊断是一种排除性诊断，即只有没有其他严重疾病的人，才有可能被诊断为患有阿尔茨海默病。现在的诊断逻辑已全然不同,我们可以说，通常情况下，某种疾病（例如痴呆症）不能预防另一种疾病（例如癌症）。痴呆症和癌症都很常见，而且老年人更容易得。因此，老年人很有可能会同时患有这两种疾病。

脑肿瘤很少会对大脑功能产生严重影响，而且不会引起典型的功能性障碍，造成患者被误诊为痴呆症的情况。医生只要仔细查看患者病史，进行身体检查，最迟到了影像学检查这步就会发现肿瘤。

另外更常见的情况是，癌症在一段时间内削弱了整个机体，导致大脑得不到足够的能量供应而使其功能下降。除此之外，患者会由于诊断、繁重的治疗和不确定的预后而感到沮丧。

现代的癌症治疗方法，从药物到化疗等多种手段都会对大脑造成影响，如“化疗脑”。这是因为具有极其活跃的新陈代谢活动的大脑非常容易受到伤害，它对本应攻击恶性细胞的治疗手段非常敏感。在治疗过程中，患者需要加强身体和社交方面的外部刺激。目前，还没有已被证明对此有效的药物治疗方法。

儿童和青少年痴呆症

大约每 3000 名儿童中就有一名患有某种进行性脑部疾病，此类疾病可能在患者幼年时就导致其罹患痴呆症，并丧失原有的智力，造成严重认知障碍。目前已知约有 100 种这样的疾病，例如脂质代谢类疾病和细胞能量代谢类疾病（线粒体病）。

混合性痴呆

很遗憾，自然界和隶属于自然界的人类及其缺陷，并不像我们理智地希望的那样简单明了。特别是在老年人身上，身体会同时发生多种改变，这些改变在其一生之中不断积累起来。阿尔茨海默和他同事的成就之一就是从复杂多样的基础疾病中提取出特定的诊断特征。随着可用的生物标志物越来越多，我们现在可以客观地证明大脑改变造成的各种潜在影响。我们对主要疾病的诊断不再需要排除法了。

老年医学的特点是患者同时患有多种疾病（多重发病），会同时服用大量药物进行尝试性治疗（混杂给药）。具体来说，绝大部分患有痴呆症的老年人不仅患有脑部疾病，而且还可能同时患有其他类型的阿尔茨海默氏痴呆变体、血管性疾病、神经退行性疾病、感染、脑部损伤等。此外，患者身体上的缺陷也会进一步影响其认知状态。40% 的痴呆患者还同时患有高血压和糖尿病，30% 有心肾功能减退，25% 患有慢性呼吸道疾病，10% 以上患有恶性肿瘤。此外，患者还会受到药物副作用、运动不足、孤独以及抑郁情绪等问题的影响。

从积极的一面来看，这意味着我们可以小心谨慎地对患者进行多种干预。而消极的一面是，即便是小心谨慎地干预也可能会严重破坏患者已处于不稳定状态的平衡。这种大脑和其他身体部位变化的复杂混合状态，以及不同药物同时作用于机体造成的压力，也为优秀的全科医生、经验丰富的精神病学家、药剂师和老年病学家提供了一个很好的机会。

第四章
预　防

大脑不是一根骨头，它不能像骨头那样在断裂后重新长合，而且没有明显的功能损失。在重力世界中，骨骼的重要性不可低估，但它们的作用方式主要是静态和被动的。而对于大脑来说则恰好相反。它很柔软，很容易受伤,因此受到骨质头盔、致密的皮肤和水垫细网（即脑脊液）的全方位保护。大脑日夜高速运转，不仅要进行感知和快速反应，更重要的是负责通过经验和记忆对可能的发展进行未来预测。大脑日常消耗的能量非常高，它需要对整个系统提供服务，从对单个细胞的控制，到铺设新神经纤维的永久性结构改变，大脑的工作范围覆盖方方面面。因此，大脑是人体最灵活的器官之一，而骨骼只负责站立，肌纤维只负责收缩；但神经元要一直朝着身体内各个方向生长，并随时准备将其突触收回，产生适当数量的蛋白质和信使分子，调节神经的兴奋程度并按照环境需要发射神经电信号。

以上介绍中枢神经系统的段落旨在推翻一个大胆的想法，即可以通过简单的传统医学或替代疗法来修复已经受损并超出其恢复能力极限的神经元集合体。更令人惊讶的是，在一定的时间限度内，这些疗法在某些时候确实能起到作用。然而，对待大脑最明智的策略是，预防为首，保护为先。

诱　因

基因。痴呆症患者的后代从统计学上来说有更高的风险会罹患痴呆症。如果有痴呆症家族史并且症状出现较早（早老性疾病），则更是如此。

表7　导致阿尔茨海默病和痴呆症的突变

基因	染色体	发病时间	症状主要与痴呆相关
早老素1	14	55岁前	癫痫发作
早老素2	1	75岁前	癫痫发作
淀粉样前体蛋白	21	65岁前	

有很多已知基因会对我们罹患痴呆症的风险产生影响。其中包括所谓的常染色体显性遗传突变，这些突变会大幅增加人们患上痴呆症的风险。只有少数家族受到这些基因的影响，这些基因可以从父亲或母亲那里以50%的概率遗传给后代。对于会在早期出现严重症状（例如亨廷顿舞蹈症）的已知遗传性疾病，受影响家族可以接受遗传咨询。目前，建议以下血缘关系成员接受遗传咨询：

- 家中有三人患有阿尔茨海默病；
- 家中有一人患有早老性阿尔茨海默病；
- 家中有一人患有额颞叶痴呆症；
- 家中有一人患有亨廷顿舞蹈症；
- 家中有一人患有朊病毒病。

还有一些常见的基因变异（多态性）会略微增加痴呆症的风险。有 20% 的人是风险多态性载脂蛋白 E4（ApoE4）的携带者，与不携带该基因的同龄人相比，他们患上阿尔茨海默氏痴呆的风险会增加 2 到 3 倍。如果你携带两个 ApoE4 基因（纯合子），则患病风险增加约 10 倍。

在 21 三体综合征（唐氏综合征）中，患者的 21 号染色体有 3 个副本。因此，这既不是基因突变也不是多态性。由于该染色体上编码淀粉样前体蛋白的基因会制造更多的淀粉样前体蛋白，这就导致患者 40 岁左右开始在大脑中形成阿尔茨海默病淀粉样蛋白沉积。其智力水平逐渐下降。

目前，还没有采用药物直接影响基因及其作用的方法。但是，如果你知道自己存在遗传方面的高风险，则可以将这一点作为改善自身健康的动力。这种根据自身遗传条件进行巧妙治疗的行为，现在被归类为广义上的“表观遗传学”。

性别。性别是一种不可改变的遗传特征。男性只有一套不完整的染色体组，第 22 对染色体（X 染色体）大部分缺失,而这种缺失无法通过微型染色体 Y 来弥补。因此，男性比女性更容易有遗传性缺陷，例如基因导致的智力障碍。男性更容易患上帕金森病和多发梗塞性痴呆，而女性更容易患上阿尔茨海默病。这主要是由女性预期寿命长于男性造成的，因为女性比男性拥有额外的 3.2 厘米染色体组。

年龄。年龄依然是痴呆症最重要的统计风险因素。虽然无法阻止年老的进程，但我们可以尝试长期保持身心年轻的状态。教育系统、媒体、医学和卫生组织都在努力实现这一目标。总的来说，我们受益于西方世界的现代生活条件，一定要利用起这些机遇。这种行为并不是自私，实际上反而是一种社会义务。

几年前，曾有过一项关于发展中国家和发达国家痴呆症发病率的比较研究。这些研究表明，在某个特定年龄之后，重新定居到撒哈拉以南非洲似乎是更好的选择，因为根据统计，那里的老年痴呆症患病风险较低。然而，这一假设并不成立，因为，其中的统计学差异可以通过其他影响因素来进行解释（如寿命、更高的选择压力、“适者生存”等）。特殊的生活条件和不同的预期寿命等原因，让我们无法对特定土著群体罹患老年痴呆的风险做出令人信服的比较。

心理储备

智力。极高的天赋和活跃的思维活动的意义在各种不同研究中一再得到证实。但依旧无法排除这个有些像是循环论证的反对意见：那些一生都聪明且思维活跃的人，在老年时也会保持这些特质。然而，这并不能免除个人或社会提供的、寻求和用尽所有可能性来训练大脑的义务。好奇心和不拘小节是达成这一目标的有利先决条件，因为在人类整个生命周期中，到处都有现成的且有吸引力的教育机会。我们应该再次明确警告，不要因为此类智力活动容易在实验室中进行测量，就过分高估抽象智力，或者说“更高级”智力活动的意义。智力的表现方式范围很广，经过实验室的简化处理后，我们无法对其做完美且全面的测试。

教育。毫不意外的是，从统计学上来看，较高的学历和更具挑战性的职业与较高的收入让人在晚年拥有更好的生活质量。积极心理学的一些研究表明，与那些长时间坐在电视机前的人相比，喜欢去歌剧院和画廊的人患上痴呆症的风险更低。但请注意，蒙娜丽莎和瓦格纳的指环[①]都没有治疗效果，电视也不是毒药。先决条件和环境起着更为重要的作用。特权阶层和受过良好教育者会培养出复杂文化兴趣，并喜欢沉浸其中，这种愉悦感可能会起到保持身体健康的作用。对于另一些人来说，16 世纪初那种居高临下的眼神和瓦格纳尼伯龙根式的沉闷废话配以英勇的战吼，让人深感压抑。如果使用得当，电视是最好的免费教育工具之一。然而，在循环观看低俗节目时，人们扭曲了自己的认知，消耗了自己的理解能力，还损害了自己的身体健康，尤其是当人们呆

① 瓦格纳的指环，指的是德国音乐家理查德·瓦格纳的代表性歌剧作曲《尼伯龙根的指环》。——译注

坐在电视前毫不运动，还狂吃薯片、牛饮可乐的时候。

复原力。动机、勇气、社交技巧以及正确掌握事务的处理方法对于成功起着重要作用，但无法用铅笔、纸张或计算机来进行衡量。有比较研究表明，诺贝尔奖得主等人在智力上优于未受过教育的移民劳工。但研究没有考虑到移民个人的经历对自身的影响，他们在移民过程中失去了生命之外的一切，在逆境中依旧不断地应聘临时工作，现在还必须使用第三种外语来证明自己的智力水平。诚然，人们对有效保护因素的了解远少于对风险因素的了解，而且某些说法似乎引人怀疑：责任心可以帮助我们维持智力水平，并且对保持晚年的积极形象和积极的生活平衡也有效果。

1796年至1804年的案例报告。伊曼纽尔·康德于1724年出生在东普鲁士的哥尼斯堡，在六个孩子中排行第四，几乎一生都在家乡度过。他的学术生涯卓尔不群。根据他自己的说法，他“身体虚弱”，并且早就认识到保持健康的责任，除了一次脑震荡外，他没得过什么大病，保持住了健康。他是一个未婚、喜欢社交但独来独往的人，几乎每天都会邀请客人共同享用三道菜，并搭配葡萄酒和水果。康德还可以自己熟练地准备菜肴。他将慢性便秘理解为久坐不动从事学术工作的必然症状。他喜欢喝咖啡。在40岁时，他患上偏头痛，后来偶尔还会出现复视，左眼因晶状体逐渐混浊而视物困难。71岁时，他变得越来越异样，第一次出现了记忆障碍，在同一天多次讲述相同的故事，并且认知水平出现大幅波动。从73岁起，他经常摔倒，很少出门，而且睡得很多；夜间精神错乱加剧，会产生生动的幻觉和极度的恐惧感；他的头痛更严重了，在用餐后因胃部肿胀明显而导致肠道排空缓慢，这引起了腹部剧痛；他的时间感失调，注意力和判断能力下降等问题也日益突出。当康德被带到花园门口时，他坚持要结束这次长途跋涉立即回家。

那么我们来问：康德得的是哪种类型的痴呆症？

康德的故事带给人们的经验教训：即使你在基因和生活方式方面都完美无缺，也不可能对痴呆症免疫。

个体无法自由和自愿地控制某些风险因素，然而，这些因素又被世人视为是可控的。这里所说的，不仅是达成阶级目标和长期积累智力储备、受到启蒙哲学教育、听取私人一对一的讲座、“独家”高尔夫俱乐部会员资格、能在养老院饲养狗等方面；还包括更易于控制的某些因素，比如，那些可以通过药物治疗轻松应对的疾病：高血压，以及用胰岛素治疗糖尿病等。毫不奇怪，那些能够在年老时依旧保持活跃社交和过着丰富生活的人，似乎在此方面的准备更加充分。如今老一辈女性患上老年痴呆的风险主要受她们的社会劣势的影响，她们受过的教育水平较低，就业机会有限，收入低，同时退休金待遇不佳；她们常常处于失去自信心和自我价值感的状态之中，身体疾病和情绪抑郁反复发作，但预期寿命仍然很高。尽管存在这种不平等现象，或者正是基于这种原因，我们应该在个人条件与可能达到的范围内，尽量利用周边环境来寻求自己利益的最大化，并合理分配权重。

高危疾病

首先，人们会想到那些众所周知的血管类风险因素，如高血压、高胆固醇、糖尿病，以及肥胖、吸烟等。这些因素的重要性在现在和未来都不会有任何改变。消除这些危险因素不仅有助于预防晚期老年性痴呆，还有助于预防中风、心脏病发作，并能提高生活质量，但不能仅依靠药物治疗。从儿童时期到老年时期，我们一直都需要关注这些可控变量。

心理方面。早期抑郁症会使特定年龄段患痴呆症的风险增加一倍。抑郁程度越轻，风险越低；抑郁程度越重，抑郁持续时间越长、频率越高，则以后患老年痴呆的风险就越大。抑郁会让整个人变得无力，并且有时也会影响患者的大脑功能，造成神经生长因子分泌减少，皮质醇分泌增多，这种情况进一步削弱了大脑功能。由于患者的睡眠通常会受到影响，因此，不能再将阿尔茨海默病 β－淀粉样蛋白从大脑中运输出去；同时，自身免疫系统对阿尔茨海默病 β－淀粉样蛋白的免疫反应也减弱了。所有这些都导致衰老过程加速，身体自身的反制措施受阻。抑郁症可以通过心理治疗和社会治疗，辅助适当的药物得到成功治疗。从预防痴呆症的角度来看，对抑郁症的治疗刻不容缓。

以前的“早发性痴呆”现在被称为精神分裂症，对许多患者来说是可以进行有效治疗的。因此，大多数精神分裂症患者不会在早期出现痴呆症状，但在复杂情况下，此类患者常伴有其他有问题的行为方式，这些行为方式本身可能极大地增加患上痴呆症的风险，比如吸烟、营养不良、缺乏运动、体重过重、严重抑郁、服用药物过量和社交过少。

脑部。这实际上是微不足道的小事，但由于有了新的研究结果，必须在这里特别强调一下感官功能或感觉缺陷对大脑能力表现的意义。在出现其他症状之前，嗅觉和味觉障碍可能是嗅球及其突起区域早期功能障碍的迹象。这也导致患者失去了相当大一部分感受愉悦、享受这些刺激的能力，同时也可能失去了食欲。由于视觉对于人们驾驭周边环境来说至关重要，因此，大多数人很容易发现眼镜和其他视觉辅助工具的好处。然而，人们对于听力损失的态度则完全不同，如果人们及时接受现代技术对听力的补救，就可以解决问题。遗憾的是，只有部分患者会这样做。电子助听器植入时间太晚，造成颞叶已无法对听觉信号进行充分处理时，相当一部分患者会感到绝望。我们应该及时训练大脑并使其得到恰当的锻炼。中年时期听力下降会使日后患痴呆症的风险增加近两倍。由于腿部和手臂的感觉神经改变（多发性神经病）而导致的平衡不良和感觉障碍在老年人中并不少见，并且会增加其跌倒的风险。对于中年时出现感觉障碍的人，必须找到原因以防止不良的中长期影响（例如基因因素、饮酒过度、营养不良）。首先应注意脑部血管是否有改变的迹象，无论是 MRT 检查中的偶然发现，还是暂时的血液循环障碍，我们都要对危险因素和治疗方法进行思考。小型卒中、暂时性记忆障碍（短暂性全面遗忘症）或大脑其他区域的暂时性循环障碍症状（短暂性脑缺血发作）等均为警告标志。原则上，所有可能的脑损伤类型都会耗尽大脑的复原力储备，而直到高龄后才会显露出来，因为，年轻时大脑损伤造成的影响通常能够抵消。

躯体。在许多躯体疾病中，早治疗和坚持治疗的好处立竿见影（血糖和血压），甚至可以立刻被感受到（能力的恢复和免于疼痛）。

以牙病作为切入点可能会让人感到惊讶，但是越来越多的迹象表明，牙龈炎（牙周炎）和牙齿脱落与其他炎症和感染之间存在联系，从而导致食物消化障碍以及肠道菌群改变（消化道中的微生物组）。牙齿脱落得越多、时间越早，患上老年痴呆症的风险就越高。牙齿数量保留得越多，老年时的咀嚼能力越好，则认知能力也更强。某些细菌（牙龈卟啉单胞菌）不仅存在于发炎的口腔黏膜中，而且存在于血管钙化斑块（动脉粥样硬化斑块，不要与阿尔茨海默病斑块混淆）和痴呆患者的海马体中。其他细菌（例如拟杆菌属、经黏液真杆菌属）会在肠道中形成阿尔茨海默病淀粉样蛋白并破坏肠黏膜的保护屏障（肠漏）。

毫无疑问，中年时期高血压会显著增加心肌梗死、中风和晚期痴呆的风险。因此，必须通过锻炼、减肥、改变饮食习惯、减轻日常压力以及必要时选择药物治疗来发现和治疗高血压。关于应该将血压降低多少，以及对那些长期适应高血压的患者（原发性高血压）在老年时需要做出哪些让步方面的数据和建议尚不一致。最新数据表明，降低中年人群的收缩压（最大收缩压 120 毫米汞柱）有显著的健康优势。血压严重升高的典型后果是血管壁硬化和变窄（动脉粥样硬化）、心肌衰弱（心力衰竭）、脑出血（出血性梗塞）等。最常见的中风的形式是先前受损血管的阻塞（缺血性梗塞）。在严重心肌功能不全、某些心律失常、心脏瓣膜异常和感染情况下，可能会形成血块（血栓）。这些血栓和钙化血管的增生可能会随血流移动，直到在某处阻塞住了血管（栓塞性梗死）。

糖尿病、血脂升高（高胆固醇血症）、超重（肥胖）、营养不良和缺乏运动等代谢性疾病会导致高血压和血管病变（表 8）。

表 8　代谢综合征的风险特征组合

体检结果	化验结果
糖尿病	葡萄糖利用紊乱
高血压	胰岛素作用不足
肥胖（腰粗）	血脂异常

在治疗中应保持适度原则。血压过低（低血压）和严格控制糖尿病导致的低血糖可能会在老年人群体中产生尤为不利的影响。

危险行为

营养。均衡饮食（表 9）可预防痴呆症的发展。

表 9　健康饮食（地中海饮食，勿过量）

每天饮用1至2.5升水	最被低估的营养物质
每天4次	蔬菜和水果
每周200克	鱼肉
多于1∶10	膳食纤维∶碳水化合物
每天不超过1.5克	盐
每周不超过450卡路里	加糖的饮料和食物

自 2008 年起，日本法律规定人们在 74 岁之前必须保持苗条（Metabo 法）。处于工作年龄的公民每年都要去企业医院或市政府测量腰围。如果体重超过严格的限制值，就会采取不同的应对措施，直到达到目标。这种由国家设定的目标在西方民主国家很难实现，因为存在比东亚地区多样化的体质差异。有人似乎在苗条方面很幸运，而其他人则从青少年时期就开始为降低体重苦苦挣扎。从健康的角度来看，20 至 25 的身体质量指数（BMI）最理想。BMI 是用以千克为单位的体重，除以估算出来的体表面积（以米为单位的身高的平方）计算得出的数值。BMI 超过 30 被视为明显超重（肥胖症）。脂肪细胞会产生炎性因子（白细胞介素、肿瘤坏死因子和其他物质），同时减少促进智力能力发展所需物质（胰岛淀粉样多肽、瘦素）的分泌。

但是，反复大幅降低 BMI 也会对以后的痴呆症的治疗产生不利的影响。沉积在脂肪组织中的来自环境的脂溶性毒素（例如有机氯杀虫剂）可能会溶解出来并对神经系统产生损害。

食物补充剂和营养补充剂。在极少数情况下，尽管食物摄入充足，但个体特殊性仍会导致营养不足，因此，必须有针对性地进行补充。某些维生素缺乏症可能会引发下面这种情况（表 10）。茶、咖啡和可可必须适量饮用才能成为具有保护作用和缓解症状效果的美味饮品。

表 10　享乐食品、营养食品和“营养补充剂”

膳食补充剂	化学物质	预防效果	对症疗效
茶、咖啡、可可	类黄酮、咖啡因	+	+
维生素（A、B_1、B_6、B_9、B_{12}、C、D、E）	……	#	#
蓝莓、黑莓、樱桃	花青素	?	?
胡萝卜、其他蔬菜或水果	类胡萝卜素	?	?
姜黄	姜黄素	?	?
香草和香料（例如孜然、薄荷、迷迭香、鼠尾草）	单萜	?	?
葡萄（红酒）、花生	白藜芦醇	?	?

茶、咖啡和可可已被证明对明显的痴呆症具有预防（+）和减轻症状（+）的效果，前提是合理食用和正常吸收。维生素只有在纠正已经证实的维生素缺乏状态时，才能发挥超过安慰剂效应的强大作用（#）。

世界卫生组织（WHO）明确表示，如果没有充分的医学理由，不推荐使用营养补充剂。

一些被人吹捧的神奇药水含有大量酒精，可以短暂地产生虚假的愉悦感。即便是一群圣人也会撒谎。其中被虚假宣传最频繁的饮品是杜松子酒（80%），在看似真诚的宣传掩盖下，这种饮品售价低廉，易于购买。事实证明，那些摄入极少量酒精的人比不喝酒或者每周喝超过一瓶红酒以上的人具有更低的健康风险，而后者的风险则明显增加，其中包括痴呆症方面的风险。这可能并不意味着小剂量饮酒会对身体有益，而是说明，那些能耐受酒精并能很好地控制自己行为的人更健康，复原力更强。这种复原力在老年时期也很重要。因此，我们绝对不建议大家饮酒，即使是少量饮酒也不行。如果你有过对酒精不耐受，或者酒后失控的经历，请务必完全放弃饮酒。

吸烟浪费时间和金钱，会增加患癌风险并使人上瘾。这种成瘾解释了大脑的经济原则。它产生的乙酰胆碱越少，从外部输入尼古丁就越多。尼古丁可以在尼古丁受体上发挥和乙酰胆碱相同的作用，这些受体通常由乙酰胆碱控制，尼古丁效果更快捷，但同时也很粗暴。自身产生的乙酰胆碱在必要时仅在毫秒内以微量的比例释放，而吸入的尼古丁会一下子充斥整个机体，并在香烟、小雪茄和雪茄熄灭后，让机体产生空虚的感觉。与酗酒者相比，在应对压力负荷和急性戒断时期，吸烟者有更高的混乱（谵妄）风险。原因是急性乙酰胆碱缺乏，同时，也因为被宠坏的、上瘾的大脑失去了自行产生足够信使物质的能力。

运动。终身忽视身体健康会在老年时遭到惩罚。与此相反，在避免冒险运动的同时，保持合理的身体运动是值得提倡的。运动可以分解阿尔茨海默病淀粉样蛋白。在进行体力活动时，会释放出鸢尾素，这种物质具有与蛋白质（分泌酶）相似的特性，可将淀粉样蛋白切割成无害的碎片。鸢尾素增加神经细胞及其末梢（突触可塑性）的活动性，从而提高智力表现能力。平时走路速度很慢的人，会面临更高的患病风险。如果你缺乏自律，可以用养狗的方法来规范自己的行为。事实证明，与没有养狗的人相比，养狗的人走得更远，身体更强壮，体重更轻，呼吸新鲜空气的时间更多，整体健康状况更好，睡眠更健康，社交接触更多。

风险评估。即使人到中年，也可以根据简单的身体特征大致判断个人罹患痴呆症的风险概率（表 11）。总分在 5 分以下，20 年后患痴呆症的概率为 1%；6 至 7 分之间的概率是 2%；8 至 9 分的概率是 4%；10 至 11 分的概率是 8%；高于 11 分的概率是 16%。正如预期的那样，这证实了前面提到的风险因素的重要性。这些因素在中年时就已经有所体现。以上结果基于某一纵向研究的数据，该研究对被试者进行了多年的追踪。老年人在此方面的风险评估，其风险因素和中年人有所不同。

表 11 从中年开始进行的风险评估以及 20 年后患痴呆症的风险

风险特征		分数
年龄	47岁以下	0
	47至53岁	3
	超过53岁	4
性别	男	1
	女	0
学校与教育	超过9年	0
	7至9年	2
	不到7年	3
血压	低于140毫米汞柱	0
	高于140毫米汞柱	2
胆固醇	低于6.5毫摩尔/升	0
	超过6.5毫摩尔/升	1
BMI	正常	0
	超过30（超重）	2
体力活动	有	0
	无	1
总计		

环境和社会。一系列不断变化的环境特征可能对患痴呆症的风险产生重要影响，在一个可以对此进行量化和迅速变化的工业时代中尤其值得关注。在早期，某些

地区的重金属中毒会导致严重的脑部疾病。如今，柴油废气排放、细颗粒物、氮氧化物和微塑料被怀疑会引起炎症反应，影响智力的表现能力，并最终引发痴呆症。

社交孤立，特别是可感知到的孤独感会增加患痴呆症的风险。这种风险与独居（未婚、离婚、丧偶）、提前退休和熟人量少（非亲属）存在统计学相关性。保持社会联系会让身体产生神经生长因子。任何单独照顾患有痴呆症的亲属，并且在其他方面基本上与世隔绝的人，都有可能发展到处于永久性压力状态，这也会导致痴呆症。当由于持续的压力和昼夜颠倒的生物钟，不再保证患者的夜间睡眠和身体修复时，这种平衡就达到了极限。最迟到这个时候，我们往往必须将患有痴呆症的家庭成员送入护理机构，时间紧、任务重。

睡眠。夜间大脑也在全力工作。这表现在大脑的持续高能耗上。在精心安排的睡眠阶段，来自大脑更深结构的信息会反复回放到大脑皮层。不重要的东西会被筛选掉，而重要的东西则会牢固地嵌入神经网络中进行强化学习。随着夜晚时间的流逝，大脑中的激活信使物质（例如乙酰胆碱）得到了恢复和补充。最新的发现是，在深度睡眠阶段，会有更多的脑脊液进入脑组织，可以冲走那里沉积的蛋白质（胶质淋巴系统、淋巴系统）。

年老时，调节睡眠的神经递质（例如褪黑素）的昼夜波动减少，这可能导致睡眠时间缩短和主观上较差的睡眠。中老年人睡眠不良是患上痴呆症的危险因素。对于已有这种问题的人来说，紊乱的睡眠会进一步影响其日常表现能力。长期服用所谓的安眠药会妨碍正常睡眠，从而影响大脑的学习和再生过程，对健康尤为不利。

表 12　与痴呆症相关的特定睡眠障碍

名称	特征	意义
睡眠呼吸暂停	睡眠期间严重打鼾，出现呼吸暂停	痴呆前和痴呆期间症状恶化的风险因素；需要治疗
快速眼动睡眠障碍	在患上帕金森病或路易体痴呆前开始多梦	通常容易受到影响；必要时保护亲属
嗜睡症	由于疲惫，睡眠需求增加，通常发生在痴呆症发病前	与非典型抑郁症很难提前区分
昼夜颠倒	昼夜节律频繁改变	有可能通过调整每日安排措施得到改善

睡眠障碍。睡眠呼吸暂停是一种呼吸困难性疾病，伴有打鼾和呼吸暂停，会导致患者夜间缺氧，并加速炎症恶化、神经退行性和血管病变（特殊的快速眼动睡眠障碍在路易体痴呆小结中提到过，致死性家族性失眠症

属于朊病毒病）。

对于其他方面健康的人来说，睡眠卫生是回到规律性和恢复性睡眠最可靠的方法（简而言之：床只用来睡觉）。年龄增长后，可靠的仪式可以帮助我们成功地稳定昼夜节律，比如散步、平静地结束一天、晚睡并精力耗尽后上床睡觉。最好每天都在同一时间和相同模式下入睡。对于日夜节律紊乱的痴呆症患者来说，这种定点流程对其症状可能有所缓解，但不能保证百分百有效。强烈建议不要使用安眠药，除非患者已经对安眠药产生依赖。镇定类抗抑郁药或神经精神药物在某些方面可能有效果，但没有绝对可靠的疗法。如果看护者的睡眠也受到了影响，通常代表着现在已经到了家庭负担能力的极限，无法继续对患者进行家庭护理了。

第五章
治疗（疗法）

亲属护理人员

我们在这个部分谈到这一群体，是因为他们与患者的互动对病情的发展至关重要，并且护理亲属本身也面临着患上痴呆症的风险。正如“痴呆”一词所述，护理亲属可能会遇到患者认知能力下降并影响日常生活的问题，当然还可能出现其他问题。因此，在需要时，护理人员应提供起床、卫生、穿衣、饮食、服药、清洁、运输、购物、就医以及银行、法律事务等方面的支持，并帮助患者克服各种困难而不让他们感到沮丧或心烦意乱。

在最顺利的情况下，一切都按部就班地进行着，患者很温顺，并且对周围人充满感激。你同样可以感受到他人对你照顾的认可。在最糟糕的情况下，患者亲属和周围人对疾病的感知更加强烈，因为在咖啡小聚中，患者将以机智的插话引人注目，并表现得非常出色。没有人能想象到患者在家里什么样，在这些愉快的聊天和必要的礼貌消失之后会发生什么。

大多数照顾者是女性，这是由于女性的预期寿命更长。男人往往在能够照顾患有痴呆症的妻子之前就已经死了。大多数情况下，照顾者当时也不再年轻，没有无限的应变能力。如果照顾者是年轻人，并表现出高度的耐受性，那么，这个家庭所处的社会状态反而会更加脆弱。因为这意味着，在生活伴侣罹患早期痴呆的情况下，整个家庭的共同生活计划都将崩溃。房屋的贷款必须还清，男性配偶或更常见的是女性配偶要负责照顾孩子，并放弃自己的职业生涯。几乎在每一个案例中，亲属患有痴呆症都意味着身体和情感上的高度压力。他们失去了可以聊天的伙伴，即便配偶之间在很长一段时间里依旧可以保留对彼此的感情，但这依然让人无以为继。

对于护理人员来说，自己即将不堪重负的征兆是，有种自己不断付出但依旧无法满足患者需求的无力感，对未来的恐惧，因病人的疾病而感到羞耻，不愿邀请亲戚和朋友，社交孤立，缺乏情感支持，经济上的担忧，个人健康问题，无法照顾好自己和放松下来；等等。及时获取书面信息和个人建议非常重要（如阿尔茨海默病学会，请参见书后重要机构联系方式）。与家属团体保持联系也非常重要，尽管照顾者往往没有时间定期前往活动地点积极参加活动。如果照顾者几乎已经无法离家外出，那么，与其他认识的亲属进行电话联系是最后的底线。

在家人和朋友中，遇到这样的患者，相当于从小麦中区分出秕糠。但人们不应该记恨他们，因为，许多人只是不知道如何处理这种情况。更扎心的责备来自那些自以为是的人，他们的指责很难反驳。他们会在短暂拜访你时，指责你做得不好，还向你展示应该如何巧妙地对待患有痴呆症的配偶。

值得强烈推荐的预防性保护措施如下：

1. 与合适的家庭医生保持良好联系，或必要时与神经科医生保持良好联系，至少与熟悉当地情况并拥有良好人脉的诊所保持联系。

2. 尽早向阿尔茨海默病学会索取信息。

3. 联系当地咨询服务中心和社会工作者。

4. 尽可能多地参加阿尔茨海默病患者亲属团体活动。

5. 尽早考虑寻找可供紧急短期护理或长期护理使用的设施，并最好与患者及其他亲属共同达成一致决策。

现实就是，如果及时面对问题，那么就可以极大地减轻负担。

照顾者最好能接受心理治疗来获取支持，避免自身的心理危机，但由于时间和经济原因，只有少数特权人士可以做到这一点。然而，在数字化时代，这种服务的负担可以得到缓解。许多处于困境中并患上抑郁症的人没有太多时间，因此，主要考虑使用抗抑郁药物。幸运的是，这通常比很多亲属不会采用的心理治疗更有效，并且很少会导致成瘾问题。

若利己一点的话，当照顾者面对患者愈加吃力，并且越发觉得自己在家里实在无法应对这一切时，可以采用汉莎航空公司的原则：在失去压力的情况下，大人必须首先自己戴上氧气面罩，然后，再帮助同行的儿童戴上面罩。病人依赖于照顾他的亲属，这并不意味着——即使根据宗教观点——配偶必须牺牲自己。因为这样做主要的受害者其实还是患者。

以下要点很重要，但说起来容易，做起来难：

建议 / 强烈建议：

• 不要激动，而是抱着鼓励态度；

• 要有耐心（即使这很难！）；

• 缓慢而清晰地表达自己；

• 注意肢体语言和音量；

• 让患者参与实践活动；

• 规律的日常生活和友好的作息安排；

• 不要说“不”，而是说“好的，那我们就这样做……没错……太棒了！”；

• 尽可能忽略患者对你的指责（不要把这当成个人攻击，虽然还是会让你伤心）。

禁止行为：

• 不行！

• 不要这样！

• 错了！

• 但是……

• 我现在再告诉你一遍！

• 我已经告诉过你很多次了！

• 每句话都变得更大声（并且更具指责性和侵略性）；

• 五分钟后我们走，明天我们去……（只有当事情快到了才提及，这会让那些已经不适应当前情况和无法确定时间的人困惑不已）；

• 与患者陷入激烈的争吵中，并钻牛角尖；相反，照顾者最好尽早离开房间自己待会儿。这样患者以后才不会孤单。

应对日常生活和训练

患者最好在家里、购物时，或在花园里进行“职能治疗”，而不只是专门在职业治疗师那里进行此项治疗。这也意味着，专门的职能治疗可以是家庭训练的一种重要补充，但它永远无法取代业余时间在家里进行的练习。理想的情况是，患者每天进行没有压力、没有单独任务的轻松训练。这样的话，可以长时间维持患者的手部灵活性和身体机能水平。因此，这种做法应该受到鼓励。做家务、购物、散步、遛狗、“森林浴”都是有效且重要的活动，但即便有足够的自信和经验，在患有中重度痴呆症和空间定向障碍时，患者也不应再单独尝试此类训练。在长途徒步旅行中，应特别注意患者的体液平衡和食物摄入，因为，患者可能会丧失口渴和饥饿感。即便是长途旅行，也应该提前计划好短而可靠的紧急撤离路线，以防患者的认知能力突然下降。患者和其亲属应始终随身携带手机！

对待患者的座右铭在疾病的各个阶段都是一样的："活跃但不紧张"。患者自己感到耻辱已经足够了，患者的配偶、密友和各类专业培训师不必再为其添砖加瓦。对于患有痴呆症的人来说，大脑训练是最愚蠢和令人羞耻的事情，除非患者确实喜欢这种训练。和这种训练同属痴心妄想的是在患者明显患有痴呆症的情况下，想要对其创伤性童年记忆进行精神分析并做口头处理。

许多（但不是全部）患者显然喜欢基于奥林匹克精神"参与就是一切"的集体活动。这取决于团队的构成，最重要的是取决于领导层的魅力和共情能力。具体活动的称呼是次要的，可以是认知刺激、认知训练、现实定向训练（ROT）、自传式回忆疗法等。舞蹈活动可能会使某些男性感到很害怕，甚至会让其进入社交退缩状态，而音乐和音乐疗法通常受到两性欢迎。人们的音乐品味也非常多样化，没有任何音乐可以受到所有人的喜爱，但我们可以找到每个小组的共同品味。

表 13　利用心理、躯体和其他方面的疗法对患者和护理人员进行支持

干预疗法	举例	阶段
心理方面	行为疗法	1—2
	记忆训练	1—2
	职能治疗	1—2
	艺术（观看和表演）	1—2
	音乐（聆听和表演）	1—3
	“技能训练”，实践技能的练习	2—3
	回忆疗法	2—3
	认可疗法	2—3
	现实定向疗法	2—3
	注意力刺激疗法	2—3
躯体方面	体能训练，耐力	1—3
	平衡、协调、舞蹈、太极	1—3
	园艺疗法	1—3
	按摩	2—3
护理方面	香薰疗法	2—3
	光照疗法	2—3
	多感官刺激疗法	2—3
其他	动物辅助疗法	1—3

回忆疗法利用患者的回忆、日记、照片和喜爱的音乐，以此让他们重新拉近与自己故事的距离，并增强对自身的身份认同。认可疗法试图理解患者对周围事物的看法，以便更好地理解患者；这种疗法不仅可以改善患者的情绪和行为，还可以促进观察者对患者的了解。多感官刺激（荷兰语 snoezelen，由 snuffelen 和 doezelen 组

成，前者意为“呼吸”，后者意为“小睡”）旨在通过愉悦且独特的视觉、听觉、味觉等刺激来促进患者的感知和注意力。在这里我不会尝试介绍各种不同的、个体差异很大的护理问题。关键是要在一个舒适愉快的小组氛围中，提供一种富有感染力的友好指导。其实不用管这个活动的背景理论是什么、称呼是什么，只要满足上述要求就行。

因果治疗

一方面，恶意的失败主义者声称，目前还没有治疗痴呆症的方法；另一方面，无耻的江湖骗子却大言不惭地宣称，通过特殊饮食和一些巧妙的技巧，现在已经可以预防和治愈痴呆症和阿尔茨海默病。以上两种说法都展现了这些人的无知。

现在已经可以成功预防许多种由躯体和脑部疾病引起的继发性痴呆，以至于人们不再认为基础疾病与痴呆症有关联。这适用于营养缺乏、创伤、激素失调、恶性肿瘤和许多其他疾病。现在要想对这些疾病进行控制或者根治的话，患者大脑在此过程中面临的风险不是很高。现在可以根治硫胺素缺乏症，还可以确诊和治疗多种炎症和感染类疾病。HIV 感染的治疗方面也取得了巨大进展，因此，在许多情况下能够成功预防艾滋病－痴呆综合征的发生。还可以及时对疱疹性脑炎进行确诊，并用阿昔洛韦进行治疗，避免患者发生不可逆的脑损伤。人们对于抗生素的有效性习以为常，所以忽视了抗生素大幅度降低疾病发病率和死亡率的贡献。随着治疗正常压脑积水、硬膜下血肿和脑肿瘤方面技术的进步，人们逐渐认为这些疾病的治疗和痴呆症的治疗之间没有因果关系。

二级预防，即防止进一步的并发症。对于老年痴呆症患者来说，这并不是所有疾病的终点。因此，我们仍然要继续关注患者的风险因素并进行优化治疗。有时在患者的痴呆症得到确诊后，我们才发现他还患有心血管疾病、炎症性疾病、睡眠呼吸暂停和很多其他疾病。

在这个时期，我们还应该通过全家动员，时刻注意患者的早期体液平衡，做好适当的抗生素治疗，以及防止患者跌倒等措施来避免患者再次住院。患者使用的家庭练习区应该有最佳的照明、防滑地板，必要时在阳台、露台和前门上安装安全栅栏，准备好安全灶具和锅炉、实用扶手、合理的花园围栏等。

阿尔茨海默病。目前，有超过 100 种药物正在进行实验，其中一些采用了全新的理论。这些药物中的大多数旨在减缓神经退行性进程。如果患者能够尽早参与到这些药物实验中，则意义重大。因此，我们在患者得到明确诊断之前，可以通过生物标志物（例如脑脊液中的淀粉样蛋白和 Tau 蛋白）优先挑选患者，并在患者发展到严重痴呆症之前将其纳入研究中。这样我们可以观察到，在患者用药后生物标志物的测量值是否有所改善或至少延缓了其恶化的速度；还可以观察一下患者的痴呆症症状发展是否出现停滞，或者得到缓解。

由于淀粉样蛋白和 Tau 蛋白已被确定为阿尔茨海默病的疾病标志物，因此从逻辑上看，理应调查它们是否也是导致该疾病恶化的主要因素。如果可以成功阻止淀粉样蛋白或 Tau 蛋白的形成或者大脑内已经存在的淀粉样蛋白和 Tau 蛋白的分解，而且这种效果可以阻止疾病的恶化，这就是对它们的致病性、致病作用的有利证实。到目前为止，这一证据仍然没有得到明确的证实。

研究者做过尝试，试图通过对 β－淀粉样前体蛋白裂合酶的阻断，来阻止淀粉样前体蛋白转化为淀粉样蛋白。然而，这是对细胞分化的深度干预，可能导致各种不同的副作用。而且研究者还进行过更加深入的尝试，通过被动免疫来使淀粉样蛋白无害化，即给患者使用特定、有针对性的（单克隆）抗体。也进行过主动免疫疗法的实验。简单地说，这就是通过注射一些更改过的淀粉样物质来让身体产生对自己淀粉样物质的过敏反应。针对 Tau 蛋白的类似免疫疗法也正在研究中（表 14）。

表 14 影响阿尔茨海默病病程的创新的因果关系疗法（疾病修正治疗）

目标	原则	干预（可选）
淀粉样蛋白	防止形成	α 分泌酶调节剂 β 分泌酶抑制剂 γ 分泌酶抑制剂 凝聚抑制剂
	防止沉积	螯合剂（铁、铜、锌）
	分解	淀粉样蛋白主动免疫 抗体被动免疫 给予免疫球蛋白
Tau蛋白	防止生成	GSK-3抑制剂，例如锂
	防止沉积	亚甲蓝
	分解	主动免疫 被动免疫
炎症过程	消炎	抗炎药 被动免疫 炎症因子 抗生素，例如针对牙龈卟啉单胞菌的药物
神经退行性疾病	营养神经	稳定微管结构 改善胰岛素作用 神经生长因子
	其他	干细胞疗法

迄今为止，我们已经进行过超过 200 项类似的创新治疗研究，但都没有取得令人信服的成功。这并不能说明我们的基本理论完全错误。可能是因为患者接受实验性疗法的时间太晚，我们对细胞代谢的干预超越了应有的限度，测量统计存在错误，或者使用的治疗药物无法很好地突破血脑屏障。

此外，还有很多人正在努力将现有药物用于新目的（重新利用）。这种方法的优点是，一方面现有药物的作用机制已众所周知，另一方面药物的使用必须考虑副作用也是尽人皆知。现在正在研究的药物包括阿托伐他汀，这是一种降脂药（他汀类），也有抗炎作用，可以通过减少血管风险来保护患者的认知能力。胍法新和哌醋甲酯，也被用于注意力缺陷多动症方面的研究，可能能够通过刺激作用（认知增强）来增强痴呆症患者的认知能力。左乙拉西坦，一种抗癫痫药物，可以抑制神经退行性疾病中神经细胞群的过度兴奋，改善神经细胞的萌发（突触可塑性），从而保护神经系统（神经保护）。二甲双胍是一种抗糖尿病药物，可以从根本上提高胰岛素的有效性，因此，也可能促进阿尔茨海默病中神经细胞的葡萄糖和能量代谢受损的恢复过程。还有用来治疗风湿病的非甾体类抗炎药，也可能对治疗阿尔茨海默病的炎症过程有所帮助。某些抗生素可能对牙龈卟啉单胞菌产生有益的影响，最终作用到已有病理改变的肠道菌群。

然而，对于患者本身来说，在这 25 年来治疗手段毫无进展。我们在对患者现有障碍的治疗方面，并没有找到能产生实质性疗效的新型药物，以至于现在甚至连接骨木浆果、姜黄、瑜伽或晦涩难懂的中药配方也在接受科学的系统化检验。

症状治疗之一：抗痴呆药物

许多对这些问题并不了解的人低估了症状治疗的重要性，也就是对人们的实际症状进行治疗的重要性。这种忽视症状疗法的态度完全是错误的。虽然针对病因的治疗确实是重中之重，但对于患者症状的缓解治疗也至关重要。而且我们不能只出于科学雄心，在患者没有明显疗效的情况下，对疑似病因进行科学实验。这些药物的有效性在上个世纪末就得到了证明。自那时以来，我们在科学方面已经取得了很大进展，但迄今还没有开发出更有效的药物。

抗痴呆药是治疗痴呆症症状的药物，可以改善患者的认知障碍并提高日常生活能力。曾经有过尝试，将这些药物用于非痴呆症患者（学生）的身上，但没有取得显著成效，并且这些研究仅仅是出于科学研究兴趣。

现在，我们原则上有两种具有缓解症状作用的药物可供使用：胆碱酯酶抑制剂和美金刚。

胆碱酯酶抑制剂。我们已在本书多处提及信使物质乙酰胆碱。它是神经系统中负责保持警觉性、注意力和秩序的神经递质。乙酰胆碱存在于从神经到肌肉的连接点，也存在于脊髓、脑干和大脑之间的突触处。乙酰胆碱不能长期储存。如有需要，这种信使物质由基底前脑的小神经细胞群（例如在梅纳特基底核）分泌产生，需要消耗相当多的能量，然后被释放到突触裂隙中用来快速传递刺激，并在对下游神经细胞产生作用后立即被分解掉。这是一个非常快速的过程，如有需要可以反复进行。如果乙酰胆碱不能很快分解，就会导致过度兴奋。人体自身分解乙酰胆碱的活性物质（酶）被称为（乙酰）胆碱酯酶。如果这种分解过程被胆碱酯酶抑制剂完全阻断，就会发生上述的过度兴奋并随后出现麻痹症状。因此，使用这种药物的关键在于合适的剂量。

只要可以产生足够的乙酰胆碱，身体自身就可以维持乙酰胆碱释放和胆碱酯酶快速分解之间的既定平衡。然而，如果刚刚所描述的基底前脑中核心区域受到阿尔茨海默病、帕金森病或血液循环障碍等疾病的影响而受损，则大脑只能产生极少量乙酰胆碱，而胆碱酯酶主导的分解过程仍在全力运转。因此，使用胆碱酯酶抑制剂治疗主要是为了恢复之前的平衡。

胆碱酯酶抑制剂在患者没有严重禁忌症的情况下可以起到有益的作用。这些禁忌症包括脉搏缓慢（低于每分钟 60 次）、心脏高度传导障碍（房室传导阻滞）、哮喘（慢性阻塞性肺病）或胃溃疡。对于患这些病的人来说，使用胆碱酯酶抑制剂会很危险，可能会导致严重的心律失常、呼吸急促和胃出血。因此，在未咨询医生或药剂师的情况下，切勿自行使用这些药物。

服用胆碱酯酶抑制剂时，在最初几天可能会引发食欲不振、头晕、头痛、恶心和呕吐等副作用，通常在一周左右身体适应药物后不适症状就会消退。患者脉搏应该稳定地高于每分钟 60 次。如果需要同时服用所谓的 β 受体阻滞剂，那么需要尤为谨慎，因为，这种药物也会减慢心率。

对于特别明确的乙酰胆碱缺乏症患者来说，这种药物效果最好。这里指的是单纯的阿尔茨海默氏痴呆患者，如果是路易体痴呆患者疗效可能更好。多奈哌齐、加兰他敏和卡巴拉汀这三种可用药物之间的有效性没有显著差异。然而，它们的副作用却大不相同。卡巴拉汀是胶囊式药物，这样的服用形式会造成患者体内的药物浓度在一天内多次大幅波动，引起患者几乎无法忍受的恶心和头晕。胶囊类药物的替代品是一种皮肤贴片，贴片中的药物只能缓慢释放出来。患者每天必须更换一次贴片。患者最常犯的错误之一是，在沐浴后贴上新贴片后没有将前一天的贴片取下来，旧贴片中往往还剩下一半的药量。迄今为止，主管部门尚未批准用这种贴片对帕金森病性痴呆患者进行治疗。因此，患者们仍需服用胶囊类药物进行治疗。

美金刚。这种药物具有完全不同的作用机制，它是通过神经递质谷氨酸来抑制神经元的过度兴奋。大脑为了维持受损伤最严重功能区的功能，在海马体以及其他区域产生了明显的剩余神经元超活跃状态，这种现象是由谷氨酸介导产生的，从长远来看会对这部分区域的功能造成进一步损害。

美金刚会由神经细胞表面的对接位点（受体）部分置换掉谷氨酸。这样就可以将神经信号传输下调到一个合理的水平。美金刚通常耐受性良好，只有在肾功能明显紊乱（肾功能不全）的情况下才存在使用限制。

患者可以尝试组合使用美金刚和胆碱酯酶抑制剂，

因为，这两种药物的作用原理是互补的。然而，不可以组合使用不同的胆碱酯酶抑制剂，这完全是不明智的做法，并会导致令人不愉快的用药过量反应。经常有报道称，患者更换胆碱酯酶抑制剂之后，其症状得到改善。这种案例没有科学理论上的支持。

此类药物研究的开展严格按照本领域的规则进行，患者和实验者都不知道自己使用的是真药还是假药（安慰剂）。这种研究已经证明，接受真正抗痴呆药物治疗的患者与接受安慰剂的患者相比，前者明显能够更长时间地保持认知能力和应对日常生活。这相当于自然疾病进程的症状平行移位，但并不意味着患者可以永久恢复到最初的状态。

根据试验研究的结果，胆碱酯酶抑制剂被批准用于轻度和中度阿尔茨海默病，而美金刚则适用于中重度阿尔茨海默病。这并不意味着患者有间歇性严重痴呆症状或存在血管性脑损伤时，胆碱酯酶抑制剂无效。

胆碱酯酶抑制剂的作用取决于患者是否存在胆碱能缺陷以及患者对这些药物的耐受性是否良好。如果患者有持续的不良反应，则必须考虑是否有必要继续使用此药物。克莱默法也适用于抗痴呆药物：只有真正服用了药物才能发挥其最佳效果。

为了治疗认知障碍类疾病，我们对很多其他种类的药物进行过研究，如脑活素、氢麦角碱、吲哚美辛、尼麦角林、尼莫地平、磷脂酰胆碱（卵磷脂）、吡拉西坦、司来吉兰、维生素 E 等。研究中的多数数据支持银杏叶提取物的有效性。

症状治疗之二：体验和行为障碍

一些患者在病程中出现“非认知”方面的症状，即体验和行为上的各种障碍（英文缩写为 BPSD，即痴呆症的行为和心理症状）。但仔细观察后，往往可以发现这些症状与认知缺陷、智力下降有关。因此，在许多情况下，可以使用其他方法来治疗这些症状，而不仅仅是采用药物治疗。

神经系统的作用是保护身体。某个感觉神经传递疼痛信号，另一个神经则让肌肉收缩以避免危险。为了避免再次处于危险之中，脊椎动物的中枢神经系统已经进化到可以预测和规避潜在威胁。如果这种小心谨慎的情绪不断增强，我们就会感到恐惧。然而，这种恐惧通常可以通过对现实的仔细观察和逻辑思考来克服。如果这种对周围环境的持续关注不可行，焦虑感和恐惧感就会占据上风，并导致焦虑或攻击性防御行为。有些患者在疾病初期有退缩表现并有抑郁情绪。一些患者开始与陌生人表现得亲密无间，另一些患者则会发表暗示性和伤害性的言论，失去自我约束和冲动控制能力，就像额颞叶痴呆症患者一样。

有些患者明显受到不愉快的视觉幻觉影响，并会试图摆脱这种感知。所有这些表现都是我们的大脑在感知中起到积极作用的证据。如果没有大脑这个警惕的监管者的认真检查，这种想象力的把戏可能会造成很严重的麻烦。由此产生的一些症状对护理人员来说比患者本身更难以处理。四处乱动、不停按按钮、奔跑和尖叫的患者会让其他人感觉不安甚至感受到威胁，但他们自己可能暂时感觉良好。有些患者明显很沮丧、绝望，同时感到孤独。其他患者则认为受到他人关注是件很不愉快的事情，是一种侵扰性的无礼行为。他们只想一个人待着。疲劳使某些人变得不耐烦、情绪化和易怒。一生都努力把每件事做对的好人现在变得暴躁易怒。总是不讨人喜欢的人可能会变得温柔顺从。当然痴呆症并没有揭示一个人的终极“本性”。

通常情况下，如果没有紧急和充分的理由的话，不用强迫那些情绪高涨或心态上有点消极的患者改变他们的情绪状态。在痴呆症中期阶段，一小部分患者表现得焦虑、紧张且有攻击性，并且有时会感到受到威胁或认为有人偷了他们的东西。随着疾病的发展，患者的昼夜节律可能会发生颠倒；这些患者白天几乎无法保持清醒，但晚上却无法入眠。其他患者能与不存在的人进行完美的交谈。他们声称那是自己的儿媳或孙女，还可能是他们的妻子，即使看到自己妻子已经故去的照片也不相信那是真的。这种误解并不罕见，有时需要主动询问才能更好地了解患者的反应。一个典型例子是年老的男子会认为年老的配偶不是自己的妻子。

对于这种情况，我们首先要做的是寻找原因和诱因，并对其进行处理（例如关闭电视、移除镜子等）。其次，应该提高患者的认知水平，因为这可以消除许多错误的感知和误解。再次，在问题严重时我们往往不可避免地需要使用药物来减轻症状。最后，在紧急情况下，我们可能没有时间进行系统性评估和采取循序渐进的处理方式。

首先，我们要找到原因和诱因并尽可能消除它们。认知障碍和行为紊乱的常见原因是，痴呆症患者无法对多方面的需求做出恰当的反馈，其中包括疼痛、发烧、呼吸困难、饥饿、与人接触太少或太多。自己喜欢的音乐声音太小、噪音太吵、消毒剂的气味、威胁性的电视画面、淋浴时冰冷的瓷砖、反光窗户上的影像、难以辨别的阴影和傍晚的疲劳感（日落综合征）等，护理人员由于时间紧迫使用的肢体语言也会引发患者的焦虑或攻击性紧张情绪。可以在适当的时机，使用合适的图像和声音进行调节，防止患者出现 BPSD。

其次，我们要提高患者的生活体验。对于喜欢并能够耐受咖啡和蛋糕的患者，如果让他摄入这些东西将会使其更加愉快和精神焕发。许多晚期痴呆症患者不再遵循规律饮食和摄入充足营养的日常安排，但在食物都被收走后又会饥饿难耐。尽管这个问题看似微不足道，但人类即使在老年时也需要最低限度的能量和液体摄入。如果患者还没有尝试过抗痴呆治疗，那么就算他已是晚期痴呆症患者也值得一试。某些患者的幻觉和焦虑会消失。但也有一小部分患者接受胆碱酯酶抑制剂治疗后，神经元过度活跃，这种情况对于患者和周围人来说都是一种折磨。这种药物的副作用会在停药后迅速消退。

再次，使用镇静药物，需要慎之又慎。然而遇到以下两种情况时，快速使用此类药物是合理的。第一种情况：如果病人对于当下的情况产生严重误判，有暴力行为，并因此对自己和他人造成直接危险，这时我们别无选择，可以使用所谓的低效镇静剂来帮助解决当下问题。第二种情况：如果我们已知患者长期定期服用安眠药或镇静剂并对其产生了依赖性，那么，停药过快会导致患者认知混乱并出现攻击性行为。如果患者的病史很明确，我们可以通过重新给予镇静剂，可靠地让患者平静下来，而不会产生重大风险。当局势稳定后，患者在精力恢复后也能够更好地评估现实情况。因此，这种对患者的暂时抑制，可能能够间接地改善患者状态。

然而，我们应该始终牢记的是，镇静剂和抗精神病药都会短期、中期和长期进一步降低患者的认知表现。此外，这种药物还会引发其他风险，例如增加跌倒风险，增加心血管并发症的发病率和死亡率。因此，我们必须不断尝试降低用药量，并最终停用这些药物。不幸的是，这种尝试不一定会成功，因为，在尝试减少药量或停止服药后，患者的原始症状可能会复发。恰恰是病程波动最明显和视觉幻觉最频繁的患者对抗精神病药物的耐受性最差（参见路易体痴呆）。

表 15　抗痴呆药、抗抑郁药和抗精神病药等对患者的表现、抑郁情绪、烦躁、睡眠障碍、幻觉和妄想的作用总结

	抗痴呆药	抗抑郁药	抗精神病药	镇静剂
心智能力	+	(+)	(−)	(？！)
抑郁情绪	(+)	+	−	(？！)
烦躁、好斗	+	+	+	(？！)
睡眠障碍	−	+	+	(？！)
幻觉、妄想	(+)	0	+	(？！)

+：有益效果；(+)：可能的有益效果；−：不利影响；(−)：可能的不利影响；0：没有被证实的效果。如果患者之前有过安眠药和镇静剂依赖（成瘾）的病史，则只能短期使用（？！）。

结束语

法律方面。痴呆症会引发许多法律问题，包括从给患者安排护理人员到同意对患者进行医疗干预等。很多指南会涉及这些问题以及处理方法。此外，通过社会教育和法律著作的宣传，也会给这些问题的处理提供指导和帮助。阿尔茨海默病协会提供了不少有用的信息。目前，对每个患者单独的个体特征评估依然非常重要。其中，可能会包括患者对患病前随意书写的生前遗嘱的批评性反思。现在患者完全出于本能的愿望可能和以前想的完全不同。

如果有人试图在患者过世后进行确认，他在起草遗嘱的时候患者是否还保有法律上的行为能力，大多数情况下都会引发一地鸡毛。这种争论会涉及医学和法律最黑暗的领域。因此，我们强烈建议所有家庭及时协商，提前对遗嘱进行公证。如果对遗嘱条款存在争议，则最好在有公证员和神经科医生在场的情况下，现场对患者的法律行为能力进行确认。我们在这里只想简单提一句，轻度痴呆患者属于限制民事行为能力人，中度和重度痴呆患者则没有民事行为能力，但仍保留其选举权。

死亡。患者首次出现症状或确诊后的平均预期寿命等统计信息仅可用来进行健康规划，对于个体来说毫无意义。与同龄的健康人相比，痴呆症患者的预期寿命确实要短一些。许多其他疾病的患者也是如此。个体预后的好坏，主要取决于痴呆症患者同时患有的并发症和某些特殊情况。痴呆症患者会比没有痴呆症的人在生活中遇到更多危险情况。比如，过马路引发的事故或突然噎住引发的窒息，以及运动不足造成的身体无力和并发症。有些患者尽管饮食良好且没有其他明显的问题征兆，但还是会有部分患者出现体重减轻的问题。药物副作用或不规律的用药会导致不良后果。患者的常见死因包括肺部感染（肺炎）或事故并发症，例如患者髋部骨折需要住院治疗，随之出现行动受限的情况。家属需要长时间照顾患者，非常劳累。虽然患者去世肯定会让家属深感悲伤，但一直在重压之下工作的家属身体健康随之会得以恢复，炎症指标明显下降。

痴呆症并非人类独有。在野外，我们可以观察到老年脊椎动物也会出现认知能力下降的现象。然而，日常行为能力出现显著问题后，这些动物将无法继续生存下去。动物园里的动物或家中的宠物，随着年龄的增长，确实会出现行为变化。这些变化不仅仅是由于力量减退、关节问题、听力或视力障碍、情绪低落或药物作用而产生的。事实上，有些老年动物不能定位自己的空间位置、理解或辨别同类、产生新的记忆。我们在动物园哺乳动物的大脑中发现了明显的组织变化，这些变化与痴呆症患者非常相似，比如蛋白沉积斑块、神经原纤维缠结、血液循环障碍等。因此，痴呆症不是人类独有的疾病。我们的优势在于生活在集体中，在这种集体中即使个体处于危急状态，也依旧能够成功生存下去。

展望。在西方世界，各个年龄段的痴呆症发病率似乎正在下降。因此，现在人们不仅活得越来越久，而且维持健康的时间也越来越长（这可能也是预期寿命变长的主要原因），这种现象最终也有益于人们认知能力的保持。

缩写词汇和医学术语释义

AD 阿尔茨海默氏痴呆

阿尔茨海默病引起的后果。

ADL 日常生活活动

AIDS 艾滋病（获得性免疫缺陷综合征）

由 HIV 病毒感染引起的综合征。

AK 阿尔茨海默病

其特征是大脑中淀粉样斑块和神经原纤维缠结的沉积。

Altersvergesslichkeit, normale 正常的年龄健忘

一个年龄组的认知在统计学上的表现为随着年龄的增长而正常下降，并平稳地过渡到痴呆症的发作。

Arteriosklerotische Demenz 动脉硬化性痴呆

血管性痴呆的旧称，导致痴呆的脑血管疾病。

Azetylcholin 乙酰胆碱

让人清醒和警觉的信使物质，仅在阿尔茨海默氏痴呆尤其是路易体痴呆中出现分泌量减少的症状。

BDNF 脑源性神经营养因子

神经生长因子。

Beta-A4 β-淀粉样蛋白 1-42

42 个氨基酸组成的阿尔茨海默病斑块（蛋白样斑块）的组成部分。

Biomarker 生物标志物

可用于识别病症或疾病的可测量生物学特征，例如糖尿病患者的血糖升高、亨廷顿舞蹈症中的基因变化或阿尔茨海默病患者脑脊液淀粉样蛋白和 Tau 蛋白的特征性变化。

BMI 身体质量指数

用于评估正常、超重和体重不足的指数，计算方法为，以千克为单位的体重除以体表估计面积（即以米为单位的身高的平方）; BMI = 体重（千克）/ 身高（米^2）。

BPSD 痴呆症的行为和心理症状

痴呆症的行为障碍和经历。

CAA 脑淀粉样血管病

淀粉样蛋白沉积在脑血管中，增加了血管的通透性和易损性。

CBD 皮质基底节变性

涉及皮质和基底神经节的不对称脑萎缩。

CDR 临床痴呆评定量表

痴呆的严重程度分级，简化分为：轻度痴呆症——不能完成复杂的任务；中度痴呆症——即使是简单的任务，也需要每天在别人的帮助下花费好几个小时才能完成；严重的痴呆症——即使是简单的任务也无法完成。

Cholinesterase 胆碱酯酶

分解乙酰胆碱的酶。

CJD 克雅氏病

朊病毒引起的脑退化。

COVID-19 新冠病毒

2019 年爆发的冠状病毒疾病，感染后会导致后续的认知缺陷。

CT 计算机断层扫描或 cCT 头颅计算机断层扫描

头部的水平层图像，显示颅骨、脑组织和脑脊液的解剖学表现及其病理变化。

CTE 慢性创伤性脑病

反复的脑损伤导致的痴呆，例如拳击性痴呆。

Dementia pugilistica (Boxerdemenz) 拳击性痴呆

Demenz 痴呆症

这是一种导致严重认知能力障碍的疾病，患者无法再进行正常的日常生活。

Dinner-for-one-Syndrom 独餐综合征

患者为想象中的客人摆好餐桌，然后与他们共进晚餐。

DLB，DLK 路易体痴呆

路易体是帕金森病的微观标志物。在路易体痴呆症中，还伴有明显的阿尔茨海默病大脑改变。

EEG 脑电图

EPMS 锥体外系运动障碍

自动化障碍，非直接自主运动（例如帕金森病中的僵硬）。

FDG-PET 带有放射性标记的糖 PET 扫描

FFI 致死性家族性失眠症

一种朊病毒病（见“朊病毒”）。

FTD 额颞叶痴呆

FTLD 额颞叶变性

皮质萎缩 FTD、SD 和 SPA 的通用术语。

Halluzination 幻觉

主要是在没有外部刺激的情况下产生的视觉或听觉错觉。

HIV 人类免疫缺陷病毒

艾滋病的病原体（见 AIDS）。

HUD 海森堡痴呆症诊断的不确定性原理

主要原因是测量结果的不准确性。多见于那些忧心忡忡，同时对自己有很高要求的患者群体。他们在患病初期就会尝试对自己进行特别精确的检查。

Indikation 指征

该词来自拉丁语 indicare，意为“指示”。做某事的医学原因，例如检查或药物处方。

KK 康德病

见 DLB。

Kognition，kognitiv 认知

该词来自拉丁语 cognoscere，意为“识别”。在最广泛的意义上指与思维有关的一切，主要指智力成就。

Kontraindikation 禁忌症

该词来自拉丁语，其中 contra 意为“对抗”，indicare 意为“指示”。不做某事的医学原因，例如不开某种药物。

LATE 边缘系统为主的年龄相关 TDP-43 脑病

主要影响边缘系统，与年龄相关的 TDP-43 脑病，一种主要影响边缘系统的脑部疾病，被人们称为 TDP-43 的蛋白质沉积在这一部分的大脑组织中。

Leukoaraiose 脑白质疏松症

由于细微的血管改变（微血管病），导致髓质密度降低。

MCI 轻度认知障碍

MID 多发梗死性痴呆

由于多次脑梗塞导致的痴呆症，通常会导致患者逐渐丧失认知能力。

Missidentifikation 错误识别

在痴呆症的背景下可能发生的对事情的状况和人的妄想性错误判断。

MMSE 迷你心理状态检查

评估心理表现的简短测试。

MoCA 蒙特利尔认知评估

也是一个简短的测试，但比 MMSE 难得多。

Morbus 疾病

疾病的拉丁语，缩写为M.。例如Morbus Alzheimer，即阿尔茨海默病。

MRT 磁共振断层扫描

用于精确诊断解剖变化的大脑切片图像。

NA“正常衰老”

尚未得到可靠的科学定义和研究。

PCA 后皮质萎缩

大脑后部的皮质萎缩，通常由阿尔茨海默病引发。

PET 正电子发射断层扫描

一种使用放射性标记分子进行脑成像的形式，可以记录例如血流、新陈代谢或淀粉样蛋白沉积物的密度。

PNP 多发性神经病

造成周围神经受损。

PSP 进行性核上性麻痹

一种锥体外系运动系统疾病，其中眼球垂直运动和姿势反射受损。

Prionen 朊病毒（蛋白质传染病）

传染性蛋白质、克雅氏病和其他“慢病毒”疾病的病因。

Psychose 精神病

一种对现实产生误判的感知方面的疾病，例如中毒、谵妄、晚期痴呆、精神分裂症、重度抑郁症。

psychotisch 精神病患者的

这个形容词最常用于形容有感觉障碍（幻觉）和妄想的人。

REM 快速眼动期

眼睑下快速的眼球运动，在大多数情况下是睡觉的人正在做梦的特征。

Reserve 心理恢复能力

该词来自拉丁语 reservare，意为“保持恢复”。一种心理补偿能力。

Resilienz 复原力

该词来自拉丁语 resilire，意为“跳回弹性”。人的承受力，抵抗力。

ROT 现实定向训练

SAE 皮质下动脉硬化性脑病

伴有骨髓床小血管的变化，又叫宾斯旺格病。

SD 语义性痴呆

SHT 创伤性脑损伤

头部损伤伴有脑部损伤。

SPA 缓慢进行性失语

SPECT 单光子发射断层扫描

使用放射性标记分子进行脑功能测试，主要用于显示某些受体。

Symptom 症状

该词来自古希腊语 symptoma，意为“一起发生”。会令人不适的疾病特征（与体征相反，体征说明患者不会因此感到难受，但患者的体征对医生的诊断具有重要意义）。

Syndrom 综合征

该词源自古希腊语，其中 syn 意为“一起的”，dromein 意为“跑”。指一组很有特点的症状和体征，表明患者患有某种潜在疾病。

Tau 一种蛋白质

阿尔茨海默病神经原纤维缠结的基本组成部分。

TDP-43 反式活性脱氧核糖核酸结合蛋白（重 43 道尔顿）

参考文献

Alzheimer Europe (2019) *Dementia in Europe Yearbook 2019: estimating the prevalence of dementia in Europa*. Luxembourg, Alzheimer Europe.

Berg L. (1984) Clinical Dementia Rating. *British Journal of Psychiatry*.

Bickel H., Block M., Gotzler O. et al. (2020) Prävention von Schlaganfall und Demenz in der Hausarztpraxis. *Deutsche Medizinische Wochenschrift*, *145*: e61–e70, Open Access.

Bickel H., Schäufele M., Hendlmeier I., Heßler-Kaufmann J. B. (2019) *Demenz im Allgemeinkrankenhaus*. Robert Bosch Stiftung, Stuttgart.

Borges J. L. (1952/1992) Die analytische Sprache John Wilkins'. In: *Inquisitionen, Essays 1941–1952*. Fischer, Frankfurt/M., S. 113–117.

Busche M. A., Grienberger C., Keskin A. T. et al. (2015) Decreased amyloid-β and increased neuronal hyperactivity by immunotherapy in Alzheimer's models. *Nature Neuroscience*, *18*, 1725–1727.

Dietz B. (2018) *Demenzsensible Architektur: Planen und Gestalten für alle Sinne*. Fraunhofer IRB Verlag, Stuttgart.

Fink H. A., Hemmy L. S., Linskens E. J. et al. (2020) Diagnosis and treatment of clinical Alzheimer's type dementia: a systematic review. *Comparative Effectiveness Review*, *223*. US Department of Health and Human Services, Rockville MD.

Förstl H., Förstl S. (2020) Demenzerkrankungen – Prävalenz, Bedeutung und Implikationen für die Prävention und Gesundheitsförderung. In: Tiemann M., Mohokum M. (Hrsg.) *Prävention und Gesundheitsförderung Springer Referenz: Pflege – Therapie – Gesundheit* Bd. I, 905–932.

Förstl S., Förstl H. (2021) Vaskuläre und gemischte

Demenzen. In: *Referenz Psychische Störungen* (Hrsg. Bauer M., Kiefer F., Meyer Lindenberg A., Philipsen A.). Thieme, Stuttgart, S.768–780.

GBD 2016 DALYs and HALE Group (2017) Global, regional, and national disability-adjusted lifeyears (DALYs) for 333 diseases and injuries and healthy life expectancy (HALE) for 195 coutries and territories, 1990–2016: a systematic analysis for the Global Burden of Disease Study 2016. *The Lancet*.

Holthoff-Detto V. (2018) *Menschen mit Demenz und ihre Angehörigen*. Klett-Cotta, Stuttgart.

Jahn T., Werheid K. (2015) *Demenzen. Fortschritte der Neuropsychologie*, Hogrefe, Göttingen.

Koriath C. A. M., Kenny J., Ryan N. S. et al. (2020) Genetic testing in dementia—utility and clinical strategies. *Nature Reviews Neurology*, *17*, 23–36.

Nelson P. T., Dickson D., Trojanowski J. Q. et al. (2019) Limbicpredominant agerelated TDP-43 encephalopathy (LATE). *Brain*, *142/6*, 1503–1527.

Markowitsch H. (2009) *Das Gedächtnis – Entwicklung, Funktionen, Störungen*. C.H.Beck, München.

Wahl H. W., Himmelsbach I., Wacker L., Förstl H. (2021) *Altern heute*. Kohlhammer, Stuttgart.

Wallace L. M. K., Theou O., Godin J. et al. (2019) Investigation of frailty as a moderator of the relationship between neuropathology and dementia in Alzheimer's disease. *Lancet Neurology*, *18/2*, 177–184.

Wasianski E. A. C. (1804) *Immanuel Kant in seinen letzten Lebensjahren: ein Beytrag zur Kenntniß seines Charakters und häuslichen Lebens aus dem täglichen Umgang mit ihm*. Nicolovius, Königsberg.

WHO (2019) *Risk reduction of cognitive decline and dementia*. WHO, Genf.

重要机构联系方式

德国阿尔茨海默病协会（Deutsche Alzheimer Gesellschaft）

Friedrichstraße 236

10969 Berlin

Tel. 030/25937950

info@deutsche-alzheimer.de

奥地利阿尔茨海默病协会（Österreichische Alzheimer Gesellschaft）

Hermanngasse 18/1/4

1070 Wien

Tel. 01/8903474

oeag@studio12.co.at

瑞士阿尔茨海默病协会（Alzheimer Schweiz）

Gurtengasse 3

3011 Bern

Tel. 0580588020

info@alz.ch

译名对照表

Acyclovir 阿昔洛韦

Adipositas 肥胖

Aggressivität 攻击性

Agnosie 失认症

Agrammatismus 语法障碍

AIDS-Demenz-Complex 艾滋病痴呆综合征

AIDS-Enzephalitis 艾滋病脑炎

Akinese 运动障碍

Alkohol 酒精

Alkoholdemenz 酒精性痴呆

Alkoholmissbrauch 酗酒

Alzheimer, Alois 阿洛伊斯・阿尔茨海默

Alzheimer-Angst 阿尔茨海默病焦虑症

Alzheimer-Demenz 阿尔茨海默氏痴呆

Alzheimer-Gesellschaften 阿尔茨海默病协会

Alzheimer-Plaques 阿尔茨海默病斑块

Amnesie 健忘症

Amyloid 淀粉样蛋白

Anamnese 病史

Aneurysmen 动脉瘤

Anthocyanine 花青素

Antibiotika 抗生素

anticholinerge Wirkung 抗胆碱能效应

Antidementiva 抗痴呆药物

Antidepressiva 抗抑郁药

Antipsychotika 抗精神病药

Aphasie 失语症

Apolipoprotein E4 (ApoE4) 载脂蛋白 E4

Apraxie 失用症

Aromatherapie 香薰疗法

Arteria cerebri media 大脑中动脉

Arteriitis temporalis 颞动脉炎

Arteriole 小动脉

arteriovenöse Malformation 动静脉畸形

Atorvastatin 阿托伐他汀

Atrophie 萎缩

atypische Parkinson-Erkrankungen 非典型帕金森病

Aufmerksamkeits-Defizit-Hyperaktivitäts-Syndrom 注意力缺陷多动症

Aufmerksamkeitsstimulation 注意力刺激

Ausbildung 教育

autobiographisches Gedächtnis 自传体记忆

Autofahren 驾驶

Autoimmunenzephalitis 自身免疫性脑炎

Axone 轴突

Azetylcholin 乙酰胆碱

Basisstörungen 基础疾病

Battered-wife-Syndrom 受虐妇女综合征

Bewegung 运动

BIG-Training 大型训练

Bingeing 暴饮暴食

Biomarker 生物标志物

Blutdruck 血压

Blut-Hirn-Schranke 血脑屏障

Body-Mass-Index 体重指数

Borges, Jorge Luis 豪尔赫·路易斯·博尔赫斯

Boxerdemenz 拳击性痴呆

BPSD 痴呆症的行为和心理症状

Bradyphrenie 思想迟钝

Breu, Jörg der Jüngere 小约尔格·布罗伊

Broca-Areal 布罗卡氏区

Burnout 倦怠

B-Zell-Lymphom B细胞淋巴瘤

CADASIL 伴皮质下梗死和白质脑病的常染色体显性遗传性脑动脉病

Carotenoide 类胡萝卜素

Cerebrale Amyloid-Angiopathie (CAA) 脑淀粉样血管病

Charles-Bonnet-Syndrom 邦纳症候群

Chelatbildner 螯合剂

Chemo-Brain 化疗脑

Cholesterin 胆固醇

Cholinesterase-Hemmer 胆碱酯酶抑制剂

Chorea Huntington 亨廷顿舞蹈症

chronisch traumatische Enzephalopathie 慢性创伤性脑病

Cognitive Enhancement 认知增强

Computertomogramm (CT) 计算机断层扫描

Corpora mammillaria 乳头体

corticobasale Degeneration (CBD) 皮质基底节变性

COVID-19 新冠病毒

Cramer-Gesetz 克莱默法

Creutzfeldt-Jakob-Krankheit (CJD) 克雅氏病

Curcumin 姜黄素

Dehydratation 脱水

deklaratives (explizites) Gedächtnis 陈述性（显性）记忆

delayed recall 延迟回忆

Delir 谵妄

Demenz mit Lewy-Körperchen 路易体痴呆

Demenz vom Alzheimer-Typ 阿尔茨海默氏痴呆

Demenzstadium 痴呆阶段

Demenz-Syndrom der Depression 抑郁症痴呆综合征

Depression 抑郁

Diabetes mellitus 糖尿病

Dieselabgase 柴油废气排放

Dinner-for-one-Syndrom 独餐综合征

DMT(disease modifying treatment) 疾病修正治疗

Donepezil 多奈哌齐

Dopamin 多巴胺

Dopaminagonisten 多巴胺受体激动剂

Dysexekutivsyndrom 执行功能障碍

Dystonie 肌张力障碍

EEG (Elektroenzephalogramm) 脑电图

Embolie 栓塞

Empathie 共情

Entzug 停药

Enzephalitis 脑炎

Epigenetik 表观遗传学

episodisches Gedächtnis 情景记忆

erfolgreiches Altern 成功老化

Ergotherapie 职能治疗

extrapyramidalmotorische Störungen 锥体外系运动障碍

fatale familiäre Insomnie 致死性家族性失眠病

Feinstaub 细颗粒物

Flavonoide 类黄酮

fluide Intelligenz 流体智力

Fremdanamnese 第三方病史

frontale Variante der Alzheimer-Krankheit 阿尔茨海默病的额叶变体

Frontalhirnsyndrom 额叶综合征

Frontalkortex 额叶皮质

frontotemporale Demenz 额颞叶痴呆症

frontotemporale Neurodegeneration 额颞神经变性

Galantamin 加兰他敏

Gangapraxie 步态失调

Gartentherapie 花园疗法

Gedächtnis 记忆

Gedächtnisstörungen 记忆障碍

Gedächtnistestung 记忆测试

Gedächtnistraining 记忆训练

Gefäßfehlbildungen 血管畸形

Gehirnjogging 大脑训练

genetische Beratung 遗传咨询

Geschlecht 性别

Gerinnungsstörung 凝血障碍

Gewissenhaftigkeit 责任心

Ginkgo-biloba-Extrakt 银杏叶提取物

Glia 神经胶质细胞

Glutamat 谷氨酸盐

glymphatisches System 淋巴系统

Gruppenaktivitäten 团体活动

Guanfacine 胍法新

Gyrus angularis 角回

Hachinski-Score 缺血指数量表

Halluzinationen 幻觉

Hämorrhagien 出血

hämorrhagischer Infarkt 出血性梗塞

Herpes-Enzephalitis 疱疹性脑炎

Herpes simplex 单纯疱疹

Hippokampus 海马体

Hirndruck 颅内压

Hirnstromkurve (EEG) 脑电波（脑电图）

hochaktive antiretrovirale Therapie (HAART) 高效抗逆转录病毒疗法

Homozygotie 纯合子

Honeymoon-Periode 蜜月期

Humanes Immundefizienz-Virus (HIV) 人类免疫缺陷病毒

Huntington, George 乔治・亨廷顿

Hydrozephalus 脑积水

Hyperkinesie 运动机能亢进

Hypersomnie 嗜睡症

Hypoglykämie 低血糖

Hypokinese 运动功能减退症

Hypomimie 面肌无力

Hypophonie 肌张力低下

impulsive Essattacken 冲动性暴饮暴食

Intelligenz 智力

Inzidenz 发生率

ischämischer Infarkt 缺血性梗塞

James-Lange-Theorie der Emotion 詹姆斯–兰格情绪理论

Kapillare 毛细血管

Kaposi-Sarkom 卡波西肉瘤

kognitive(s) Stimulation/Training 认知刺激 / 训练

Kokain 可卡因

Konditionierung 调理

Konfabulationen 交际

Kontraindikationen 禁忌症

Kontrazeptiva 避孕用品

Korsakow-Syndrom 科尔萨科夫综合征

kortikale Demenzen 皮质性痴呆

kristalline Intelligenz 晶体智力

Kunst (betrachten und ausführen) 艺术（观看和表演）

Kurzzeitgedächtnis 短期记忆

Langzeitgedächtnis 长期记忆

LATE 边缘系统为主的年龄相关性 TDP-43 脑病

L-Dopa 左旋多巴

leichte kognitive Beeinträchtigung 轻度认知障碍

Leukoaraiose 脑白质疏松症

Levetiracetam 左乙拉西坦

Lewy-Körperchen 路易体

Lichtregie 照明方向

limbische Enzephalitis 边缘系统脑炎

limbisches System 边缘系统

Liquor cerebrospinalis 脑脊液

logopenische Demenz 少词性痴呆

Logorrhoe 多言癖

Lumbalpunktion 腰椎穿刺

Magnetresonanztomographie (MRT) 磁共振断层扫描

Makroangiopathie 大血管病

MAO-Hemmer 单胺氧化酶抑制剂

Massage 按摩

Mediateilinfarkt 内侧局部栓塞

Melatonin 褪黑素

Memantin 美金刚

„Metabo“-Gesetz “代谢综合征”法

Metformin 二甲双胍

Methylphenidat 哌醋甲酯

Mikroangiopathie 微血管病

Mikrographie 微型书写

Mikroplastik 微塑料

Mild Cognitive Impairment (MCI) 轻度认知障碍

Missidentifikationen 错误识别

monoklonale Antikörper 单克隆抗体

Morgentief 晨起情绪低落

MultiInfarkt-Demenz (MID) 多发梗死性痴呆

Multimorbidität 多重发病

Multiple Sklerose (MS) 多发性硬化症

multisensorische Stimulation 多感官刺激

Musik (hören und ausführen) 音乐（聆听和表演）

Musiktherapie 音乐疗法

Nahrungsergänzungsmittel 膳食补充剂

Neurodegeneration 神经变性

Neurofibrillen 神经原纤维缠结

Neuroleptika-Überempfindlichkeit 抗精神病药物敏感

Neuroprotektion 神经保护

Neurosyphilis 神经性梅毒

nichtsteroidale Entzündungshemmer (NSAIDs) 非甾体类抗炎药

Niereninsuffizienz 肾功能不全

Nikotin 尼古丁

NMDA-Rezeptor N-甲基 -D- 天冬氨酸受体

nondeklaratives (implizites) Gedächtnis 非陈述性（隐式）记忆

Normaldruckhydrozephalus (NDH) 正常压力脑积水

normales Altern 正常衰老过程

Nukleus basalis Meynert 基底核

Obstipation 便秘

Off-Phasen 关期

Ökonomieprinzip des Gehirns 大脑的经济原则

optische Halluzinationen 幻视

Palilalie 重言病

Parkinson-Krankheit 帕金森病

Pflegende Angehörige 护理亲属

phonematische Paraphrasie 音素性错语

Pick-Krankheit 皮克病

Plaques 斑块

Pneumonie 肺炎

Polypharmazie 混合用药（混杂给药）

positive Psychologie 积极心理学

Positronenemissionstomographie (PET) 正电子发射断层扫描

posteriore corticale Atrophie 后部皮质萎缩

Präsenilin 早老素

Prävalenz 患病率

primär progressive Aphasie 原发进行性失语症

Prionosen 朊病毒

prozedurales Gedächtnis 程序性记忆

Pseudo-Demenz 假性痴呆

Psychotherapie 心理治疗

Ptahhotep 普塔霍特普

Rauchen 吸烟

räumliche Orientierung 空间定位

Realitätsorientierung (Zeit, Ort) 现实定向（时间、地点）

Realitäts-Orientierungs Training (ROT) 现实定向训练

rechtfertigender Notstand (§34 StGB) 有正当理由的紧急情况（《刑法》第 34 条）

Reminiszenztherapie 回忆疗法

REM-Schlafstörung 快速眼动睡眠障碍

Repurposing 重新利用

Reserve, geistige 心理恢复能力

Resilienz 复原力

Resveratrol 白藜芦醇

Rigor 僵硬

Risikoabschätzung 风险评估

ritualisierte Handlungen 仪式化的行为

Rivastigmin 卡巴拉汀

Schädel-Hirn-Trauma 创伤性脑损伤

Schizophrenie 精神分裂症

Schlafapnoe 睡眠呼吸暂停

Schlafhygiene 睡眠卫生

Schlafmittel(abhängigkeit) 安眠药（依赖性）

Schlafstörungen 睡眠障碍

Schulabschluss 学历

Schuldfähigkeit 民事行为能力

Sedativa 镇静剂

Sekretasen 分泌酶

Sekundärprophylaxe 二级预防

selektive Serotonin-Wiederaufnahme-Hemmer (SSRIs) 选择性 5- 羟色胺再摄取抑制剂

semantische Demenz 语义性痴呆

semantisches Gedächtnis 语义记忆

sensorische Aphasie 感觉性失语症

Skills-Training 技能培训

Sozialkontakte 社会交往

spongiforme Enzephalopathie 海绵状脑病

Sprechapraxie 言语失用症

Standunsicherheit 失稳

Stickoxid 氮氧化物

Sturzprophylaxe 预防跌倒

Subduralhämatom (SDH) 硬膜下血肿

subjektive kognitive Beeinträchtigung 主观认知障碍

subkortikale Demenzen 皮质下痴呆

Sylvische Fissur 外侧裂

synaptische Plastizität 突触可塑性

Tag-Nacht-Rhythmus 昼夜节律

Tag-Nacht-Umkehr 昼夜颠倒

tardive Dyskinesie 迟发性运动障碍

TDP-43 反式活性脱氧核糖核酸结合蛋白，重 43 道尔顿

Temporallappen 大脑颞叶

Thalamus 丘脑

Thiamin(Mangel) 硫胺素（缺乏）

Thrombektomie 血栓切除术

Thrombolyse 溶栓

Thrombozyten-Aggregationshemmer 血小板凝集抑制剂

Thrombus 血栓

tiefe Hirnstimulation (THS) 深部脑刺激

Traumata 创伤

Tremor 颤抖

Trisomie 21(Down-Syndrom) 21 三体综合征（唐氏综合征）

Tuberkulose 结核

Validation 验证

vaskuläre Demenzen 血管性痴呆

ventrikuloatrialer/ventrikuloperitonealer Shunt 脑室–心房 / 脑室–腹腔分流术

Verhaltenstherapie 行为疗法

Verkennungen 误解

Verwirrtheit/Verwirrtheitszustand 混乱 / 困惑状态

verzögertes Wiedererinnern 延迟回忆

visuelle Halluzinationen 视觉幻觉

Vitamine 维生素

Wahlrecht 选举权

Waldbaden 森林浴

Weltgesundheitsorganisation (WHO) 世界卫生组织

Werkzeugstörungen 工具使用障碍

Wernicke-Areal 韦尼克区

Wernicke-Aphasie 韦尼克失语症

Wernicke-Enzephalitis 韦尼克脑炎

Wernicke-Korsakow-Syndrom 韦尼克–科尔萨科夫综合征

Wesensänderung 性格改变

Wortfindungsstörungen 找词障碍

Zukunftsfragen 确定未来计划

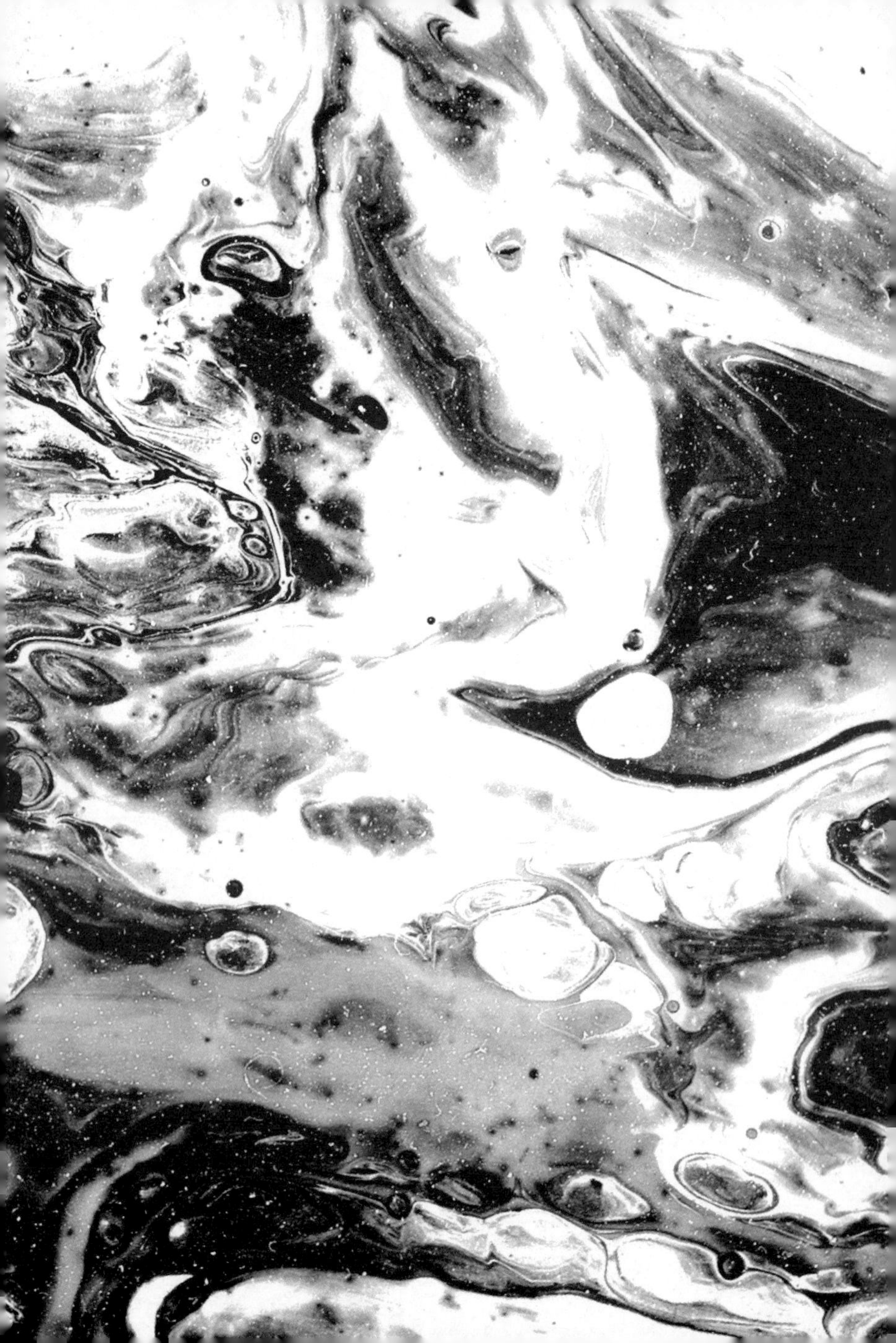

图书在版编目（CIP）数据

阿尔茨海默病和痴呆症：原理、诊断与治疗 /（德）汉斯·弗斯特尔著；马媛媛译．— 上海：上海三联书店，2024.9．—（日耳曼通识译丛）．— ISBN 978-7-5426-8618-3

Ⅰ．R749.1

中国国家版本馆 CIP 数据核字第 20246UJ517 号

阿尔茨海默病和痴呆症：原理、诊断与治疗

著　　者 /〔德〕汉斯·弗斯特尔

译　　者 / 马媛媛

责任编辑 / 王　建　樊　钰

特约编辑 / 张士超

装帧设计 / 字里行间设计工作室

监　　制 / 姚　军

出版发行 / 上海三联书店

（200041）中国上海市静安区威海路 755 号 30 楼

联系电话 / 编辑部：021-22895517

发行部：021-22895559

印　　刷 / 三河市中晟雅豪印务有限公司

版　　次 / 2024 年 9 月第 1 版

印　　次 / 2024 年 9 月第 1 次印刷

开　　本 / 787 × 1092　1/32

字　　数 / 65 千字

印　　张 / 5.75

ISBN 978-7-5426-8618-3 / R · 142

定　价：29.80元

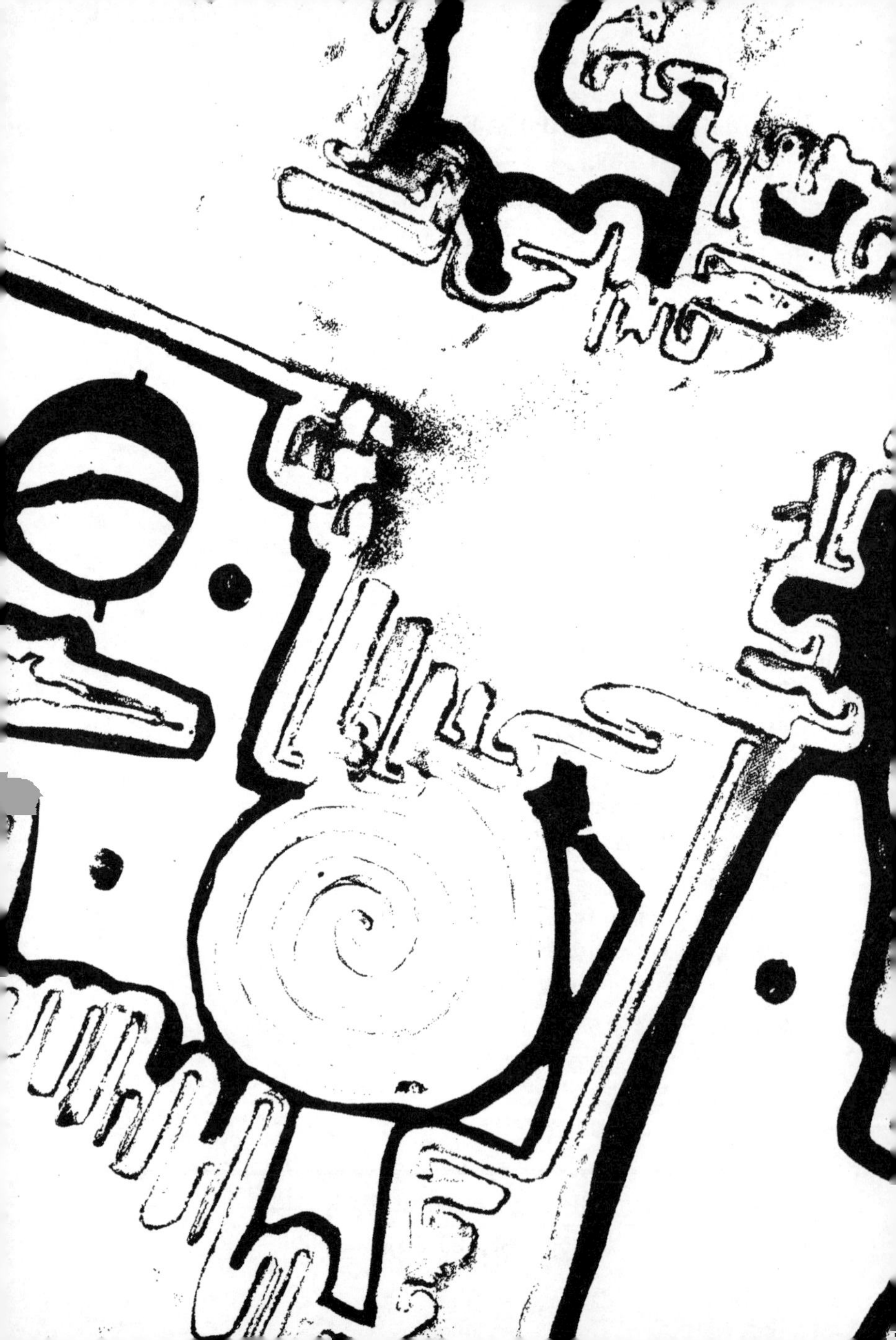

著作权合同登记号　图字：10-2022-391 号

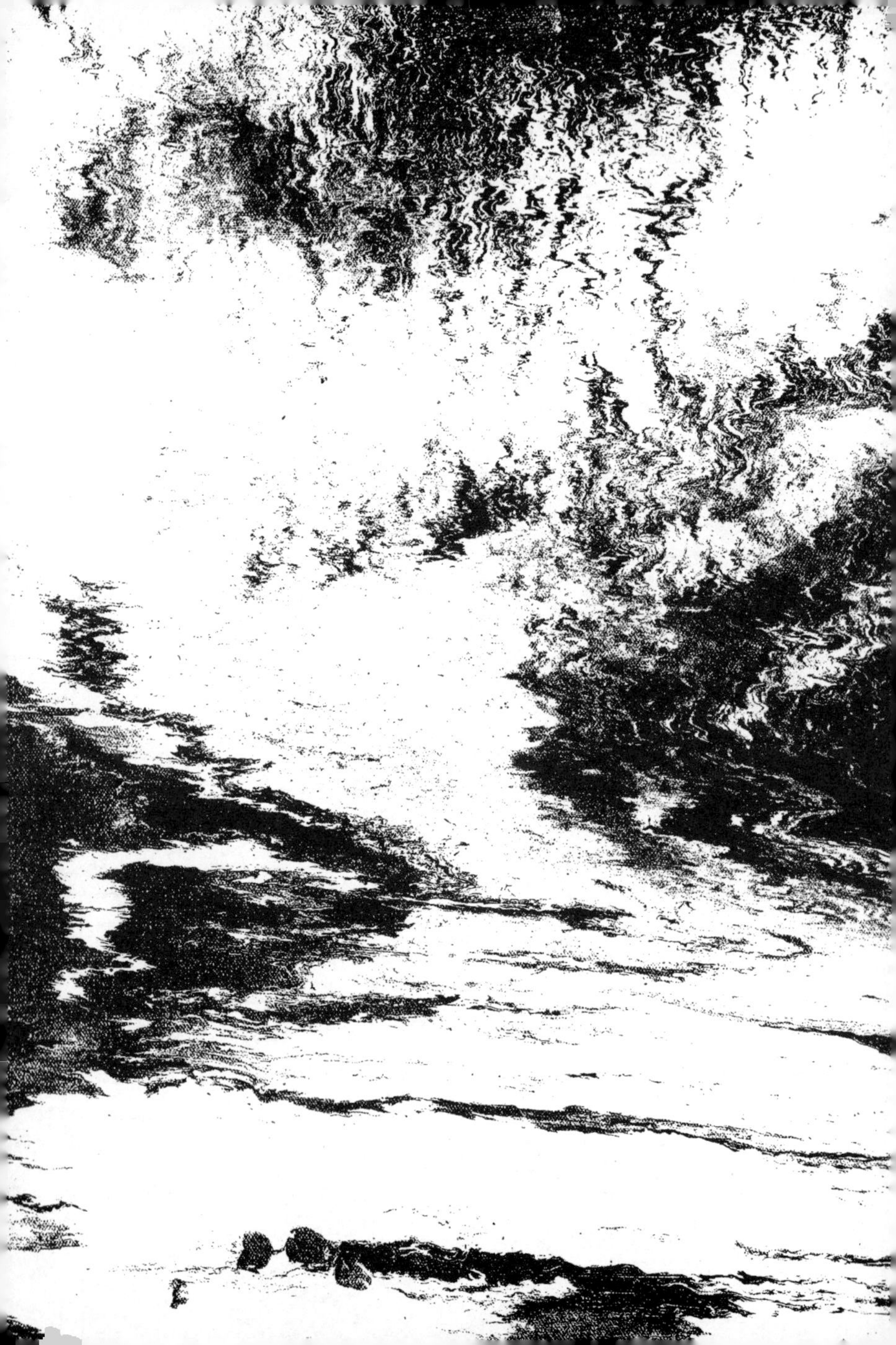